BAÑOS DE BOSQUE

*Siente el poder curativo
de la naturaleza, vive el*
SHINRIN
YOKU

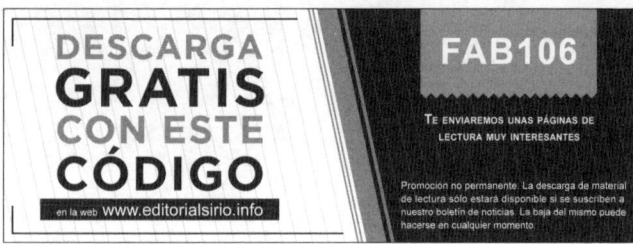

Título original: YOUR GUIDE TO FOREST BATHING
Traducido del inglés por Elsa Gómez Belastegui
Diseño de portada: Editorial Sirio, S.A.
Maquetación interior: Toñi F. Castellón
Diseño de ilustraciones: Natalia Arnedo

© de la edición original
2018, M. Amos Clifford

© de la presente edición
EDITORIAL SIRIO, S.A.
C/ Rosa de los Vientos, 64
Pol. Ind. El Viso
29006-Málaga
España

www.editorialsirio.com
sirio@editorialsirio.com

I.S.B.N.: 978-84-17399-25-2
Depósito Legal: MA-759-2018

Impreso en Imagraf Impresores, S. A.
c/ Nabucco, 14 D - Pol. Alameda
29006 - Málaga

Impreso en España

Puedes seguirnos en Facebook, Twitter, YouTube e Instagram.

Cualquier forma de reproducción, distribución, comunicación pública o transformación de esta obra solo puede ser realizada con la autorización de sus titulares, salvo excepción prevista por la ley. Diríjase a CEDRO (Centro Español de Derechos Reprográficos, www.cedro.org) si necesita fotocopiar o escanear algún fragmento de esta obra.

M. AMOS CLIFFORD

BAÑOS DE BOSQUE

*Siente el poder curativo
de la naturaleza, vive el*

SHINRIN YOKU

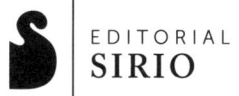

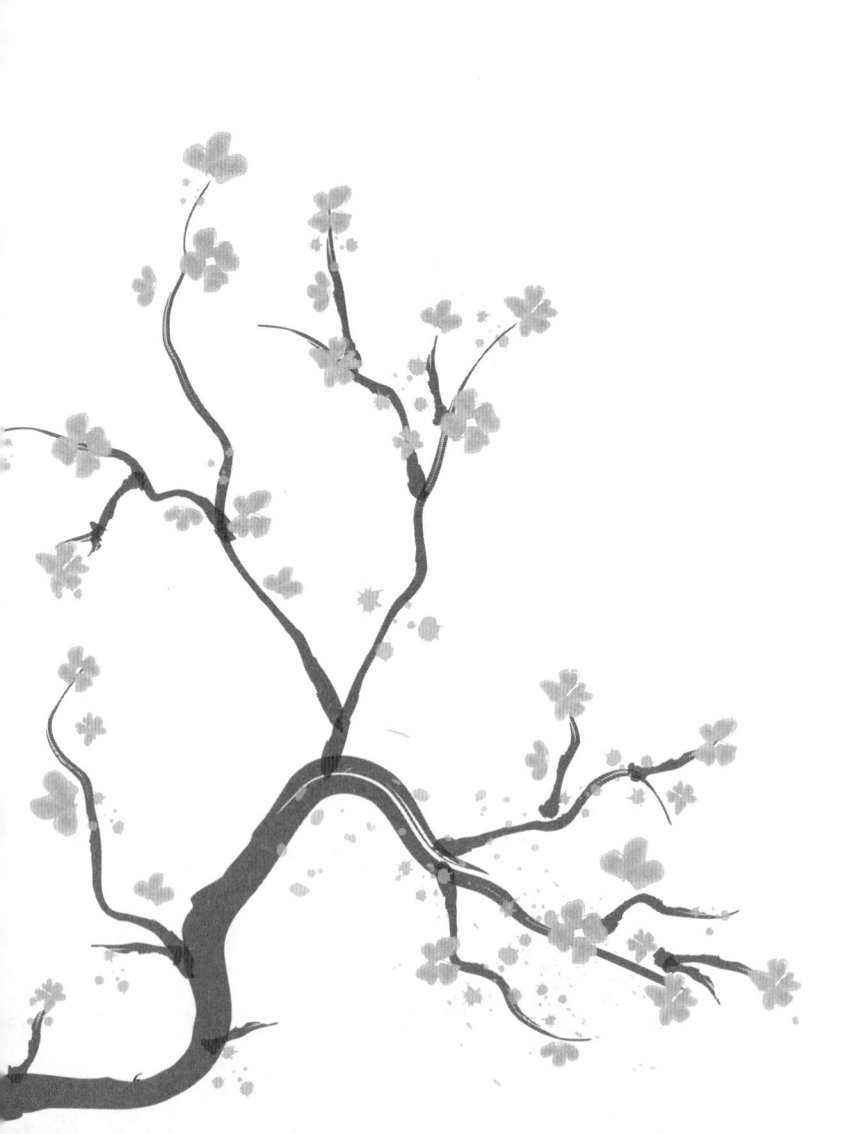

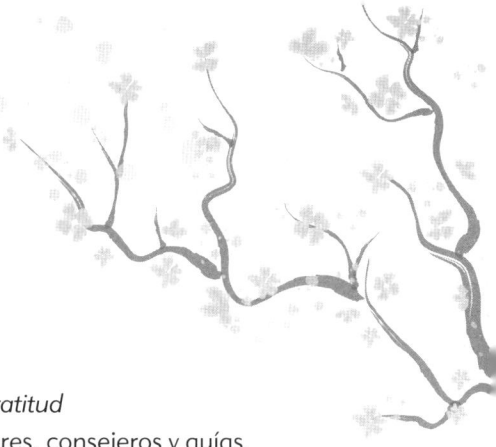

Gratitud
A todos mis profesores, consejeros y guías.
A los numerosos bosques, paisajes y aguas que nos han
sustentado y dado la vida a mis semejantes, a mí y
a nuestros incontables antecesores. A la creciente comunidad global
de estudiosos y guías de los baños de bosque:
que la aventura de aprender nunca termine.

Dedicatoria
A mis hija Erin y mis hijos Mark y Jamie.
A todos aquellos que están aún por nacer:
cuidad los bosques.
Que su abundancia y belleza reflejen las vuestras.

Gracias
Pamela, por tu incansable aliento,
Sara, por haber asumido la difícil tarea de ocuparte de la ANFT
mientras me he dedicado a viajar y escribir, y Michele,
por tu paciencia y tu amor.

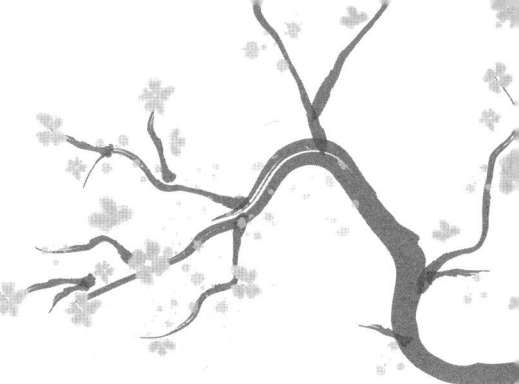

ÍNDICE

Introducción	11
1. ¿Qué es un «baño de bosque»?	21
2. El poder curativo de los baños de bosque	37
3. Elementos de la práctica	67
4. Los baños de bosque paso a paso: la secuencia estándar	89
5. El bosque te invita	113
6. El desafío de lo nuevo	165
7. Cuestiones prácticas	175
8. Los baños de bosque en Japón	191
Conclusión. Un despertar conjunto	197
Notas	201
Sugerencias	203
Sobre el autor	207

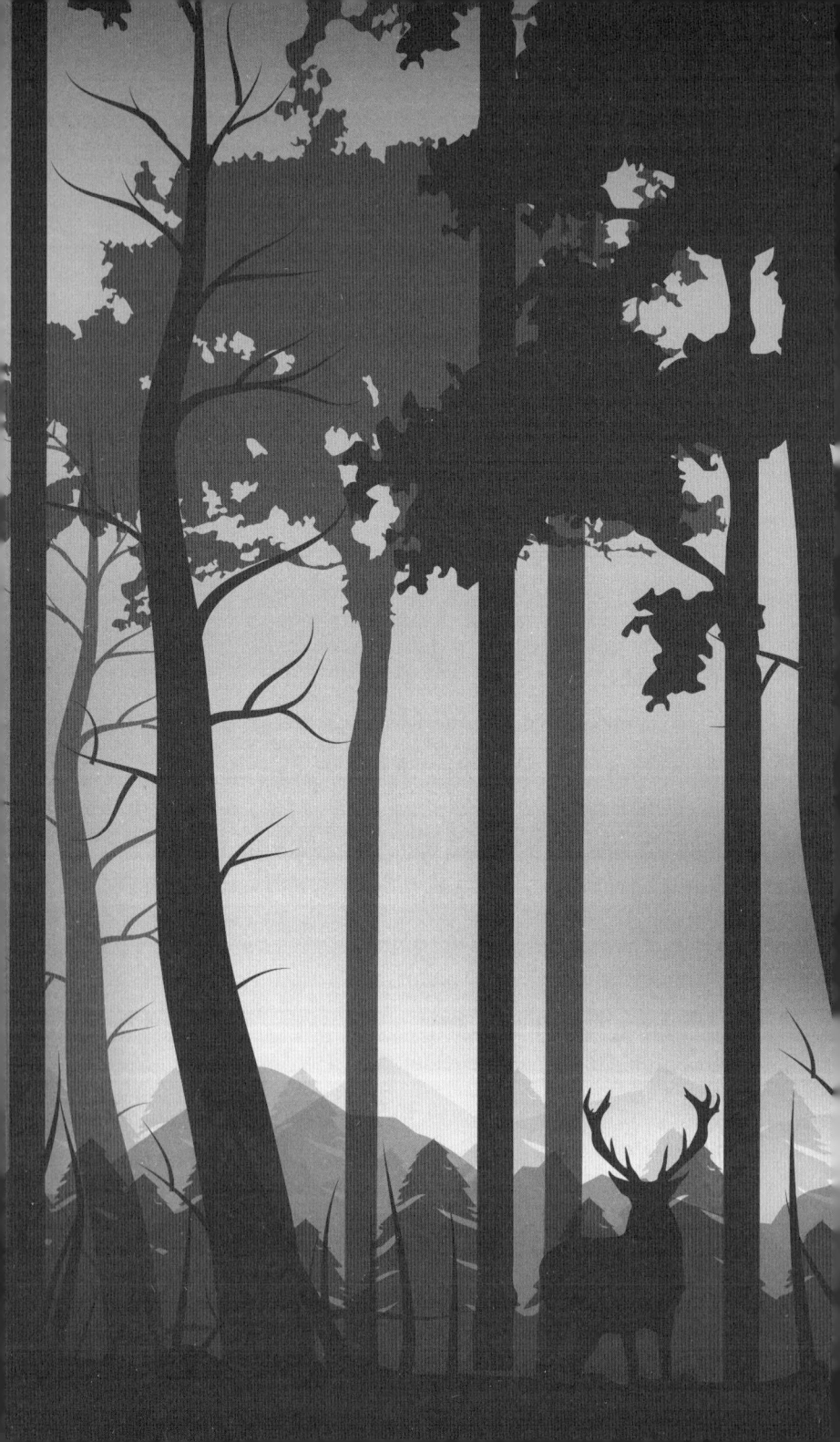

INTRODUCCIÓN

Llevas un bosque dentro de ti, que es reflejo interior de los grandes bosques del mundo. Este libro es una invitación a fusionar esos bosques, de dentro y de fuera.

Los baños de bosque merecen ocupar un lugar entre las medidas que tomamos para cuidar de nuestra salud integral. Son igualmente una enérgica vía de activismo para quienes se sienten llamados a ayudar a restablecer las relaciones entre los humanos y el mundo que se extiende más allá de ellos. Los seres humanos no estamos separados de la naturaleza, y de ningún modo podemos eludir las consecuencias de los daños que caprichosamente le infligimos. O nuestra curación y la de los bosques es una curación conjunta, o no habrá curación. Es precisamente en la relación, donde está el remedio que nos curará a nosotros y a ellos, y los baños de bosque son una de las vías más eficaces para llevar a cabo esta labor tan sumamente importante.

Como en el caso de muchas otras prácticas, es fácil comenzar. Pero además, como las prácticas que más satisfacciones nos dan, el baño de bosque entraña sucesivos niveles de complejidad y deleite que se nos van revelando cuando lo integramos como actividad regular en nuestra vida. Este libro es una guía para iniciarte en ella.

> El **baño de bosque** entraña sucesivos niveles de complejidad y deleite que se nos van revelando cuando lo integramos como actividad regular en nuestra vida. **Este libro es una guía para iniciarte en ella.**

Explicaré algunos métodos esenciales de silvoterapia* y hablaré también de los aspectos filosóficos en que se sustenta. De entre ellos, hay uno que los bañistas de bosque descubrimos una y otra vez y que es

---

* *Forest therapy* en el original. La traducción literal sería «terapia de bosque», pero no es la única designación técnica que se maneja habitualmente en castellano. Para familiarizar al lector con las principales, a lo largo del libro utilizaremos indistintamente las más arraigadas en contextos especializados (*bosqueterapia*, terapia de bosque o terapia forestal).

INTRODUCCIÓN

piedra angular de nuestra filosofía: «el bosque nos da su apoyo». Cuando nos bañamos de bosque, trabajamos con él como compañero. Paradójicamente, aunque de entrada exija un esfuerzo, es al relajarnos en su abrazo cuando en mejores condiciones estamos para recibir sus beneficios. Y los beneficios son muchos. De algunos hablo en este libro, pero otros esperan a que seas tú quien los descubra.

Como copartícipes de esta aventura, los árboles y los bosques te reciben con los brazos abiertos. Reconocen el bosque que hay en ti y lo llaman. Párate un instante y acuérdate de un árbol que en tu infancia fuera importante para ti por algún motivo. Tal vez pasabas al lado de un ginkgo todos los días camino del colegio, y durante una semana, cada otoño, iluminaba la brisa con sus hojas doradas. O quizá había un inmenso arce oculto en lo más profundo de un bosque próximo a tu casa. Tenías la sensación de que solo tú sabías que existía e ibas a refugiarte en él siempre que querías estar a solas. No importa que hayas olvidado (o nunca supieras) de qué especie era. Lo que importa es la *conexión* que tenías con aquel árbol: las sensaciones que son testimonio vivo de la relación. ¿Qué relación tenías con aquel árbol?

A medida que el árbol emerge de los paisajes de la memoria, ¿qué detalles recuerdas? ¿Qué edad tenías en aquella época? ¿Cuándo lo viste por primera vez?

¿En qué circunstancias? ¿Qué solías hacer cuando estabas con él? ¿Trepabas por el tronco, te cobijabas bajo sus ramas, construías en él un fuerte, te comías sus frutos?

Y el árbol ¿cómo era? Recuerda su tamaño, la textura de la corteza, las hojas o agujas, cómo cambiaba con las estaciones. Cabe la posibilidad de que sea ahora, al entrar en contacto con su recuerdo, cuando de verdad cobre una nueva dimensión el lugar que aquel árbol ocupaba en tu vida. Al rememorar los detalles de vuestro primer encuentro, deja que el recuerdo tome la forma que la magia de tu imaginación le quiera dar.

El primer recuerdo de mi vida es un recuerdo de árboles. Estoy en la cuna en mi habitación, en el segundo piso, y hay una ventana abierta. Al alba, lentamente el cielo empieza a clarear y oigo a los árboles saludar con su canto a la mañana. Con voz aguda y trémula los naranjos inician su coro crepuscular: «¡Los naranjos! ¡Los naranjos! ¡Somos los naranjos!». Es un canto rebosante de júbilo, al que los limoneros contestan con su himno igual de dichoso: «¡Los limoneros! ¡Los limoneros! ¡Somos los limoneros!». Cantan alternando sus voces, en el umbral entre la noche y el nuevo día. Estos cantos son la primera presencia en el paisaje sonoro del bosque que llevo en mí. No sé cómo podía saber yo que unos árboles se llamaban naranjos y otros, limoneros. Me conmueven profundamente este misterio y la clase de relación que sugiere entre humanos y árboles, y que nuestra cultura no se permite siquiera imaginar.

Los árboles cantores de este recuerdo son un ejemplo de cómo entran los árboles en nuestra vida, a menudo con tal delicadeza, y de un modo tan espontáneo, tan natural en su momento, que quizá ni siquiera somos conscientes de la conexión hasta que, en una mirada retrospectiva, nos damos cuenta sorprendidos de la generosidad de su gesto. Es al mirar atrás cuando comprendemos todo de lo que nos han dado. Así es la naturaleza, lenta y paciente, de los árboles. Cuando pasamos tiempo en silencio con ellos, en un bosque, en un parque, o incluso en el jardín de casa, nuestros árboles interiores —los árboles amigos que recordamos y que nos han acompañado desde hace tanto tiempo— cobran presencia también. La emoción que nace de las entrañas, la pura gloria del momento presente enraizado en la ecología de nuestra memoria: esta es la esencia de los baños de bosque.

Podemos bañarnos de bosque ocasionalmente, pero es al hacerlo con regularidad cuando tomamos conciencia de todo lo que nos aporta. Aunque quizá

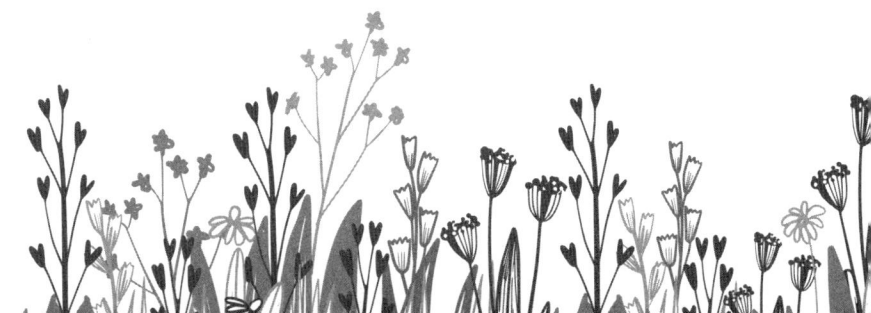

no a todos nos sea posible ir a un bosque todas las semanas, seguro que, si nos lo proponemos, la mayoría encontraremos maneras sencillas de renovar y ahondar continuamente la conexión con el mundo que se extiende más allá de lo humano, e incorporaremos así a nuestra vida al menos algunos beneficios de los baños de bosque.

En el mundo entero, la gente utiliza los baños de bosque para reconectarse con la naturaleza y recuperar la serenidad lejos de las tensiones de la vida cotidiana. Los beneficios y bendiciones que reciben de ello son innumerables. Personalmente, creo que el deseo de estar en los bosques y de buscar solaz y curación entre los árboles está codificado en lo más profundo de la psique humana; está en nuestro ADN. Nuestra especie evolucionó entre los árboles y en la sabana, donde los bosques y las praderas se encuentran. Miles de años atrás, nuestros cuerpos aprendieron a obtener los beneficios de inhalar las exhalaciones de los árboles, esa rica mezcla de oxígeno y aire fresco que

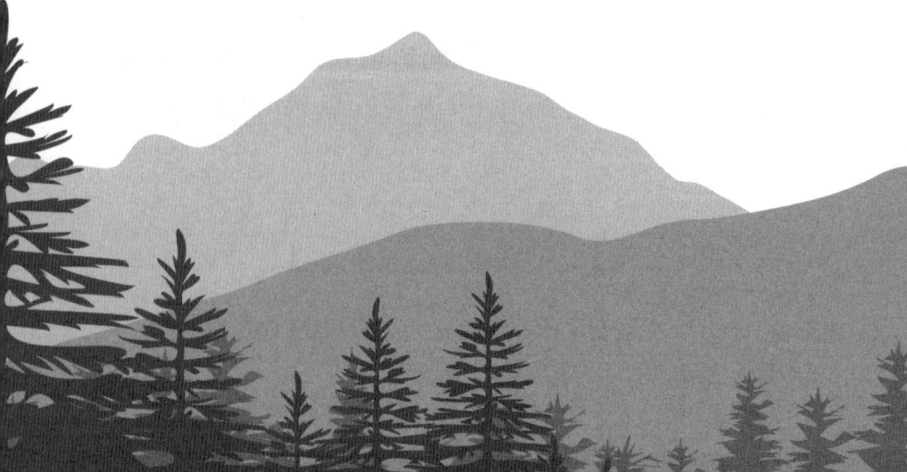

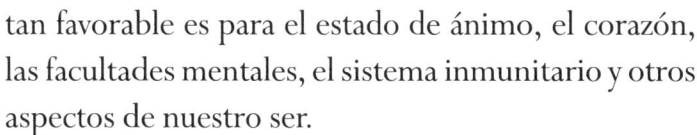

INTRODUCCIÓN

tan favorable es para el estado de ánimo, el corazón, las facultades mentales, el sistema inmunitario y otros aspectos de nuestro ser.

> *Miles de años atrás, nuestros cuerpos aprendieron a **obtener los beneficios** de inhalar las exhalaciones de los árboles, esa rica mezcla de oxígeno y aire puro que tan favorable es para el estado de ánimo, el corazón, las facultades mentales, el sistema inmunitario y otros aspectos de nuestro ser.*

La relación entre los humanos y los árboles siempre ha sido de reciprocidad: nosotros exhalamos el dióxido de carbono que los árboles inhalan. Nuestros antepasados aprendieron a ocuparse de los árboles, a podarlos, a quemar periódicamente el sotobosque para reducir el riesgo de incendios devastadores. Si las sociedades se olvidan de cumplir su parte y, en vez de prestar a los árboles los cuidados que necesitan, se dedican a arrasar los bosques, inevitablemente aparecen los desiertos, los arroyos se secan, el clima cambia. Esto es lo que estamos viviendo. Incomprensiblemente, como especie, la mayoría hemos olvidado

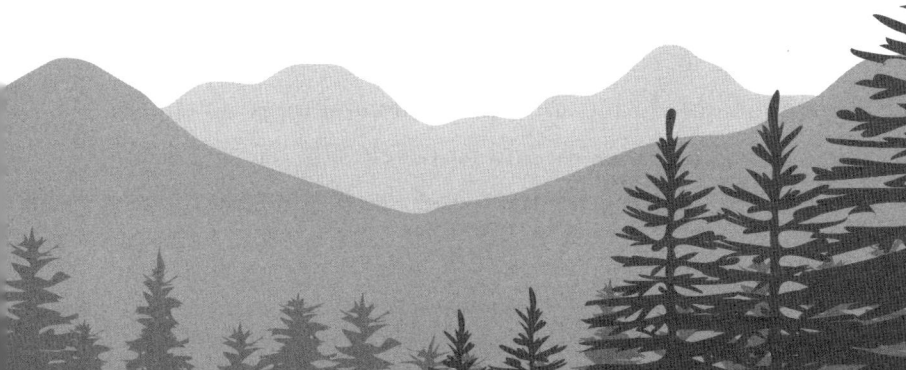

la relación que siempre hemos tenido con los árboles, y los tratamos como recursos a explotar, como si no tuvieran otra razón de ser que la de servir a los intereses humanos.

También por esto son importantes los baños de bosque en nuestros tiempos. Los árboles nos necesitan. Nos invitan a regresar a los bosques para que obtengamos los beneficios de estar en su compañía. Y nosotros acudimos a ellos sencillamente porque en nuestro ADN están grabados el poder, la belleza y la generosidad de los árboles. En lo más profundo de nuestro ser, intuitivamente sabemos que es nuestro derecho inalienable recordar sus cantos.

He experimentado la terapia forestal en muchos de los grandes bosques del mundo. He caminado en Serbia entre robles centenarios que casi igualaban en tamaño a algunas secuoyas de California. He conversado con el más viejo de los pinos longevos que habitan las altas Montañas Blancas donde California y Nevada se unen. Me he tumbado sobre la hospitalaria tierra de los bosques de Nueva Zelanda donde se elevan los *kauri* en toda su magnificencia. En Japón, estuve suspendido entre las raíces de un ciprés *hinoki* apodado «El anciano» que desde sus ramas derramaba gotas de lluvia sobre mi rostro elevado hacia él. Donde más a gusto me siento es en los bosques de robles y laureles de las cordilleras costeras de California, porque es donde vivo y donde pasé mi niñez. Y en medio de todos estos bosques, en compañía de sus árboles, he vivido la transformación silenciosa de mi corazón y de mi espíritu. Al principio en un susurro, luego con voz más y más audible, los bosques me están enseñando a oír de nuevo en el canto de los árboles un coro armoniosamente entretejido con el canto de mi vida.

Este libro es una invitación a que te dejes guiar por tu bosque interior a una deliciosa experiencia en compañía de los árboles. Ya vivas en el campo, en los suburbios o en la ciudad, te propongo una estructura y actividades concretas para que puedas explorar por tu cuenta los baños de bosque. No te prometo nada, pero sí puedo decirte esto: la experiencia puede ser muy impactante, incluso transformadora.

NOMENCLATURA

La exploración de los baños de bosque que propongo en este libro está basada en la práctica que he desarrollado conjuntamente con mis colegas de la Asociación de Guías y Programas de Ecoterapia y Terapia Forestal (ANFT por sus siglas en inglés)*. A lo que hacemos, lo llamamos *bosqueterapia*,

---

* Association of Nature and Forest Therapy Guides and Programs.

terapia forestal. Está inspirado en parte en las prácticas japonesas, pero nuestra intención no es reproducir sus métodos, que se han desarrollado de un modo idóneo para los singulares aspectos de su cultura. La traducción literal del término japonés con que se denomina esta práctica, *shinrin-yoku*, es «baño de bosque». Ese es el origen de la expresión que da título a este libro y que con más frecuencia he empleado en él. Considero que las expresiones *shinrin-yoku*, baño de bosque y *bosqueterapia* tienen un significado casi equivalente. Hay solo una diferencia sutil entre ellas, y es que la terapia forestal presupone que la práctica se adopta con intención y fines curativos de algún tipo, y es recomendable hacerla con un guía experimentado. En Japón, además de *shinrin-yoku,* a veces los guías llaman a lo que hacen «terapia-*shinrin*», pues los métodos que emplean tienen el propósito de intensificar el bienestar integral del practicante y prevenir las enfermedades. A mi entender, «baño de bosque» habla de una experiencia más informal entre los árboles, desprovista de expectativas, sin más objetivo que el puro placer que reporta.

> *La traducción literal del término japonés con que se denomina esta práctica,* **shinrin-yoku**, *es «baño de bosque».*

1

¿QUÉ ES UN «BAÑO DE BOSQUE»?

El verbo *bañarse*, cuando se utiliza en conjunción con el término *bosque* evoca la imagen de nadar en un río o un lago rodeados de árboles. Rara vez forma esto parte de los baños de bosque, pese a no ser una evocación enteramente desacertada. El aire que atravesamos al caminar se asemeja en muchos sentidos al agua. Como el agua, forma corrientes, fluye en oleadas; podemos apreciarlo en los innumerables patrones creados por las nubes que flotan en el océano del cielo. Está habitado por ecosistemas vivos: desde las relucientes hebras de seda que arrastra la brisa, hasta insectos y aves; transporta el polen y la semilla suspendidos en el viento, así como tierra y esporas. Además, el sonido viaja a través de él, y se propaga en ondas longitudinales que transmiten patrones de información estratificados. En estos y otros aspectos, la atmósfera se asemeja mucho al océano. El aire que nos rodea es un océano en el que siempre nos hemos bañado.

En la práctica de los baños de bosque, sumergimos los sentidos en las peculiares cualidades del ambiente fluido, oceánico de la floresta. Caminamos despacio para poder enfocar los sentidos en cada una de las múltiples formas en que el bosque vivo nos envuelve y acaricia. Siente la brisa en la piel; oye la voz gorgoteante del arroyo y el canto de las aves; contempla el movimiento de los árboles que se mecen en el viento. Cuando prestas atención a los sentidos, bajas el volumen de la cacofonía interna provocada por tus pensamientos. Los sentidos te sitúan en el momento presente, en el que puedes absorber todo lo que el bosque te ofrece, acogerlo y dejarlo que se instale en

> *Siente la brisa en la piel; oye la voz gorgoteante del arroyo y el canto de las aves; contempla el movimiento de los árboles que se mecen en el viento. Cuando prestas atención a los sentidos, baja de volumen la cacofonía de pensamientos internos.*
> **Los sentidos te sitúan en el momento presente.**

ti. Cuando dejas que el bosque ocupe su lugar en tu interior, de inmediato estimula la capacidad natural del cuerpo para generar salud y bienestar.

Darse un baño de bosque no es lo mismo que hacer senderismo. El destino del baño de bosque está «aquí», no «allí». El paso es lento. La atención se centra en la conexión y la relación. A veces, cuando le hablo a alguien de los baños de bosque me contesta: «Eso llevó haciéndolo toda mi vida». Podría ser, pero lo más probable es que no. La mayoría no hemos aprendido el arte de estar quietos y en silencio en la naturaleza. Hay excepciones: un pescador a mosca, por ejemplo, tras muchas temporadas y práctica aprende a estar en total sintonía con los sonidos del agua, los reflejos del sol en su superficie, los cambios diarios y mensuales de las poblaciones de insectos y de los peces que se alimentan de ellos. Estar muy quieto en medio de los rápidos, calibrar las corrientes de aire, fundirse con la percepción de los peces y sus movimientos y lanzar el hilo..., esa lenta fiesta sensorial, en la que el pescar en sí a veces se olvida, es semejante a un baño de bosque.

De niño, tuve la suerte de vivir en un lugar rodeado de bosques y largos senderos que se adentraban en las montañas. Era una época en la que los niños teníamos más libertad. Durante el verano, en las largas horas que pasábamos solos, mis amigos y yo caminábamos kilómetros sin fin. No nos considerábamos senderistas, pero a veces eso es justo lo que éramos. Luego, de joven, me hice guía de entornos agrestes. Recorría grandes distancias a través de los bosques y la espesura de la naturaleza salvaje, y dormía bajo las estrellas cien días al año o más. Pero excepto en algún momento fortuito de gracia en el que por unos instantes me olvidé de pensar en el punto de destino, en general era incapaz de percibir la magnificencia de los lugares en que estaba. No habiendo aprendido aún el arte de la quietud y el silencio, la mayor parte del tiempo no estaba receptivo a la generosidad del bosque. Solo al cabo de varias décadas de práctica meditativa y de experimentar nuevas formas de estar en la naturaleza, como por ejemplo el rito chamánico de la búsqueda de visión,* aprendí a estar en silencio y a prestar suficiente atención como para iniciar un proceso, que en mi caso ha sido el de *recordar*. Empecé a recordar que no estoy separado de la naturaleza; que como ser humano pertenezco no solo a la sociedad humana, sino en igual medida a la sociedad del mundo que se extiende más allá de lo humano. No solo percibo su poder y belleza desde el exterior; soy parte *de él*.

Así comencé a practicar los baños de bosque. En 2011 me dediqué a estudiar concretamente *bosqueterapia*, y

---

* Una búsqueda de visión es un rito de limpieza y purificación que practican las culturas nativas americanas. Suele durar entre dos y cuatro días, y puede incluir largos paseos por la naturaleza, ayunar y no dormir.

en 2012 fundé la Asociación de Guías y Programas de Ecoterapia y Terapia Forestal (ANFT). Mi propósito es que seáis muchos los que participéis de esta práctica, y contribuir a establecerla por todo el planeta. Espero que también tú disfrutes de algunos de los dones que he recibido de los baños de bosque. Darse un baño de bosque es sumergirse en la gracia que impregna el mundo, sentir el poder y belleza inmanentes, que laten en todas partes, susurrantes. Es nuestro legado humano, como miembros de la comunidad terrestre, no solo oír sus susurros, sino unir a ellos nuestras voces. Si aprendemos esto, quizá podamos deshacer parte del daño que ha causado nuestra especie y encontrar nuevas maneras de atender al bienestar de este mundo vasto y salvaje.

SHINRIN-YOKU: UN NOMBRE NUEVO PARA UNA PRÁCTICA ANCESTRAL

En ocasiones se ha dicho que los baños de bosque son «la ancestral práctica japonesa del *shinrin-yoku*». La realidad entraña más matices. En primer lugar, no es un término antiguo: lo acuñó en 1982 Tomohide Akiyama, cuando era director de la Agencia Forestal Japonesa, con la intención de crear una singular imagen comercial que combinara las visitas a los bosques con la salud y un ecoturismo orientado al bienestar integral. Pero esto no significa que los baños de bosque no tengan raíces muy antiguas.

Acudir a los espacios naturales en busca de curación ha sido una tradición en muchas, si no la mayoría, de las culturas. En realidad, hasta la reciente época industrial toda la medicina provenía de la naturaleza, ya fuera por medio de plantas y raíces medicinales o de rituales y relaciones con otros seres. El físico Paracelso decía en el siglo XVIII que «el arte de la curación proviene de la naturaleza, no del médico». Por esta razón, en la antigüedad muchas ciudades se diseñaban de modo que la naturaleza estuviera incorporada en ellas. Hace más de dos mil quinientos años, Ciro el Grande hizo crear jardines de exuberante vegetación en la capital de Persia. Prácticamente todos los pueblos indígenas de época preindustrial contaban con tradiciones, ceremonias y rituales, así como técnicas médicas, relacionados con la naturaleza y que dependían de ella para curar las enfermedades, muchos de los cuales tenían, y aún tienen, relación directa con el bosque. Allí donde un pueblo indígena y el bosque conviven, se practica la *bosqueterapia*.

El interés por este tipo de prácticas ha renacido y sigue creciendo, quizá en respuesta a algunos alarmantes fracasos de la medicina industrial. Basta ver la cantidad de gente que ha descubierto el valor de las ceremonias de ayahuasca, una forma de medicina practicada tradicionalmente en Sudamérica para procurar bienestar físico pero que atiende además a los aspectos psicológico y espiritual. Piensa en los monjes que durante milenios han habitado los bosques y han dependido de la soledad que hallaban bajo sus árboles como pilar del camino hacia la iluminación. Un resurgir contemporáneo de las prácticas curativas naturales florece hoy en muchos países bajo muy distintos nombres: desde el *friluftsliv* (o vivir al aire libre) noruego, hasta las técnicas practicadas en los balnearios de los bosques alemanes o el *sanlimyok* de Corea, donde se dedican parques nacionales enteros a facilitar el acceso a las propiedades curativas de los bosques. En Estados Unidos y Canadá es cada vez mayor la red de guías de terapia forestal acreditados que organizan excursiones de baños de bosque anunciadas bajo diferentes nombres, como «Bienestar en la naturaleza», «*Mindfulness* forestal», etcétera.

En la Selva Sanadora de Akazawa, próxima a la ciudad de Agematsu, en Japón, conocí un camino en el que lo antiguo y lo nuevo coexisten. Nuestro guía era Takashi Miura, uno de los expertos en *shinrin-yoku* más veteranos de Japón. Tras un viaje corto de tren para llegar al punto en que comienza el sendero, y seguidamente unas breves orientaciones, nos adentramos en un maravilloso bosque de cipreses *hinoki*, árbol que tiene un fuerte simbolismo en la cultura japonesa así como propiedades curativas probadas. En una encrucijada en la que confluían cinco senderos, una verja cerraba el paso a uno de ellos. Takashi explicó que el sendero conducía al paraje sagrado en que se realizó el primer paseo de *shinrin-yoku* en 1982, pero que antes de eso había sido ya un lugar sagrado durante cientos de años. Como muchas arboledas, árboles y bosques de otras partes del mundo, era desde época remota un lugar donde la gente había encontrado solaz, renovación y sanación.

> *La creencia en los **poderes curativos del bosque** está muy arraigada en **Japón**, por la influencia tradicional del sintoísmo.*

La creencia en los poderes curativos del bosque está muy arraigada en Japón, por la influencia tradicional del sintoísmo. En la concepción sintoísta del mundo, todo está habitado por un espíritu. Las montañas, los ríos y también los árboles centenarios tienen *kami*, es decir, dioses o espíritus que viven en ellos. Todo árbol tiene su *kodama*, un espíritu similar a las dríadas de la mitología griega; e invisibles, pero perceptibles en las redes vivas de la tierra y las aguas, se extienden asimismo los complejos ecosistemas del espíritu. En la cultura popular, aparecen en las películas de animación de Hayoa Miyazaki *El viaje de Chihiro*, *Mi vecino Totoro* y *La princesa Mononoke*. Estas películas, que recomiendo al niño o la niña interior de cualquier *bañista de bosque*, son una ventana a los mundos que desde la antigüedad han habitado el inconsciente colectivo de los numerosos pueblos. En Japón, allá donde vayamos, lo mismo frente a la Estación Shinjuky, centro de la red ferroviaria del archipiélago, que en las aldeas de montaña más remotas, encontramos santuarios donde se recuerda y honra a los *kami*. Muy a menudo, son santuarios dedicados al *kami* de un determinado árbol, al que se atiende con celo y se ofrendan pequeños regalos. Hay una convicción tácita de que la capacidad de sentir no es exclusiva de los seres humanos, sino que existe igualmente en todo el mundo natural.

Ninguno de los guías japoneses de *shinrin-yoku* que he conocido habló de esto mientras estuve con ellos, y supongo que tampoco lo hacen la mayoría de los visitantes a los que llevan a darse un baño de bosque. Los japoneses destacan, por el contrario, el fundamento científico de los paseos forestales. Casi todos los paseos guiados a los que he acudido en Japón han empezado y terminado con una medición de la tensión arterial y la amilasa salival, que son indicadores del estrés y la relajación. A cada bañista de bosque se le entrega una tarjeta en la que anota los resultados antes y después del paseo; cuando el paseo termina, puede comprobar así cuánto han cambiado los valores de cada una de ellas. Aunque podría discutirse la relevancia de dichas mediciones como método de evaluación, el mensaje que se quiere dar al hacerlas está claro: «Es una práctica respaldada por la ciencia».

La forma de entender los baños de bosque descrita en estas páginas es parecida al *shinrin-yoku* de Japón, pero tiene también diferencias sustanciales. Los japoneses dicen que «utilizan los cinco sentidos» para darse un baño de bosque; la manera de hacerlo que se describe en este libro incluye, sin embargo, varios sentidos más, como la propiocepción, el radar interno, y la comunicación «imaginal», que se tratarán en un capítulo posterior. La práctica me ha permitido familiarizarme con, al menos, catorce sentidos. Durante un baño de bosque, noto que aceleran mi conexión con la naturaleza, conmigo mismo y con los demás. Es posible descubrir esos sentidos adicionales —o más probablemente, recordarlos– con bastante naturalidad cuando los guías de *bosqueterapia* nos invitan a hacerlo durante un paseo.

LA TERAPIA FORESTAL EN NORTEAMÉRICA

Cuando los primeros europeos llegaron a las costas de Norteamérica, encontraron allí a pueblos que habían vivido en armonía con la naturaleza durante miles de años. Se decía que una ardilla podía recorrer la distancia entre los actuales Maine y Mississippi saltando de árbol en árbol sin jamás tocar el suelo (es de suponer que serían ardillas expertas en natación ¡teniendo en cuenta los muchos ríos que tendrían que cruzar por el camino!). Lo que ha quedado de aquellos bosques primitivos sigue siendo magnífico y vivificante, aunque eso sí, muy reducido. Los bosques de Norteamérica han procurado a sus habitantes alimento, medicina, cobijo y, quizá por encima de todo, un sólido sentido de pertenencia al lugar. Entre

> *Creo que si no pasara al menos cuatro horas al día –aunque por lo general son más– deambulando por los bosques, las colinas y los campos, absolutamente libre de toda atadura mundana, no podría conservar ni la salud ni el ánimo.*
> —**Thoreau**

otros escritores, Thoreau, que llegaría a aquellas tierras mucho tiempo después, expresó en su ensayo *Caminar* lo que tantos sentían: «Creo que si no pasara al menos cuatro horas al día —aunque por lo general son más— deambulando por los bosques, las colinas y los campos, absolutamente libre de toda atadura mundana, no podría conservar ni la salud ni el ánimo».[1] Esto es sin lugar a dudas darse un baño de bosque, aunque la expresión no existiera aún en aquel tiempo.

Thoreau vivió en una época mucho más agraria y, por consiguiente, mucho más conectada con los ciclos naturales y los ritmos del bosque. Mayormente, esa asociación se ha ido perdiendo a medida que la tecnología, la industria y la obcecación con la productividad han ido moldeando más y más nuestra conciencia cultural. Y hoy vivimos en un tiempo que pide a gritos una renovación de aquella ancestral relación con los bosques.

En Estados Unidos, la historia de los baños de bosque está ligada en buena parte a la organización que fundé, la Asociación de Guías y Programas de Ecoterapia y Terapia Forestal (ANFT). Su misión es desarrollar y difundir esta práctica a fin de contribuir a su aceptación e integración generalizada en las prácticas y programas de bienestar personal y activismo ecologista. La manera en que cada uno vivimos los baños de bosque tiene probablemente sus raíces en los recuerdos de la niñez. Ese primer recuerdo es una especie de relato de nuestros orígenes; es la semilla de la cual crecemos hasta convertirnos en lo que somos.

Yo recuerdo el canto de los árboles; por lo tanto, me he hecho guía de *bosqueterapia*. Para mí, ser «guía» tiene un significado muy concreto. Es la tarea de un guía favorecer las relaciones entre las personas y el mundo que se extiende más allá de lo humano. Empecé a explorarla en los años setenta del pasado siglo, colaborando como guía de entornos agrestes en programas para jóvenes que se encontraban en situación de riesgo.

Como es un trabajo estacional, en temporada baja me dedicaba a estudiar. Me licencié en psicología organizacional, y fui labrándome una carrera como asesor personal y como instructor voluntario en organizaciones sin ánimo de lucro. De este modo, de la raíz de los arboles cantores de mi niñez creció el tronco. Formarme como psicoterapeuta es una de las largas ramas que han crecido de ese tronco. Durante décadas practiqué la meditación zen, que es otra rama. Y una rama más son los estudios y la práctica relacionados con la justicia restaurativa, una forma de ayudar a comunidades e individuos a avanzar hacia la sanación del trauma creado por los crímenes de que han sido víctimas. Vi que los baños de bosque pueden encarnar una justicia restaurativa en nuestra relación con la tierra, al ayudarnos a oír las voces del mundo que se extiende más allá de lo humano y a comprender desde su punto de vista el impacto de los daños que le hemos infligido. Nos ayuda a iniciar nuevas asociaciones y una curación recíproca.

Cada una de estas ramas tiene su expresión visible y sus raíces correspondientes.

El árbol crece, y encuentra su lugar en el bosque. Sus hojas brotan y caen al compás de las estaciones. Se desatan incendios, y se quema, pero sobrevive. Me imagino que te resultarán imágenes familiares, que tu vida ha pasado por ciclos similares de cambio y crecimiento. Si a veces nos hemos sentido marchitos, tal vez fuera porque habíamos desatendido nuestras raíces, esa parte de nosotros a través de la cual recibimos sustento de la tierra misma, ya que de la tierra se alimenta nuestra vida más íntima y esencial. La gran enfermedad de esta civilización industrial nuestra es que la mayoría hemos perdido la conexión con la tierra. No es de extrañar que veamos por doquier un desarraigo tan grande en el ser humano.

Si somos capaces de visualizarnos como seres cuyo diseño espiritual es análogo al de los árboles, quizá podamos abrirnos paso más fácilmente en el mundo sensitivo del bosque. En posteriores invitaciones, a veces me atreveré a hablar en nombre de los bosques y a transmitir lo que he aprendido de ellos en las décadas en que he ejercido como guía. No es una enseñanza que pueda considerarse científica; las lecciones de los árboles se asemejan más a relatos, nacidos del mismo paisaje onírico del que nacen los mitos. Los escucho sin analizarlos ni sacar conclusiones, y dejo que me guíen cuando el corazón me dice que es pertinente hacerlo. Te invito a que acojas de la misma manera los relatos que recibas de los árboles. Tal vez la experiencia del baño de bosque te transmita, como me transmitió a mí, un mensaje como punto de partida: que los bosques no consideran que los seres humanos tengamos una esencia cualitativamente distinta y separada de la suya. Al parecer anhelan que retornemos al conocimiento íntimo que en un tiempo tuvimos. Los árboles nos dan la bienvenida, contentos de vernos regresar.

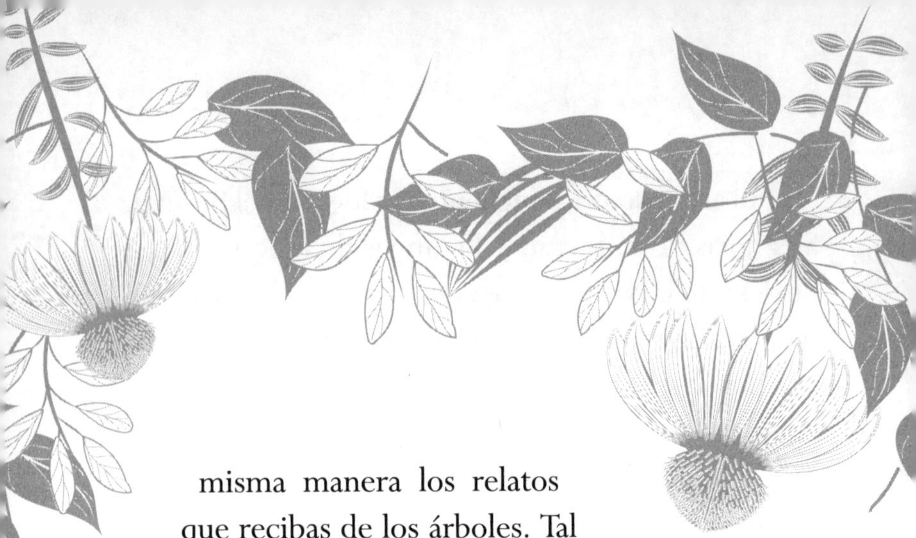

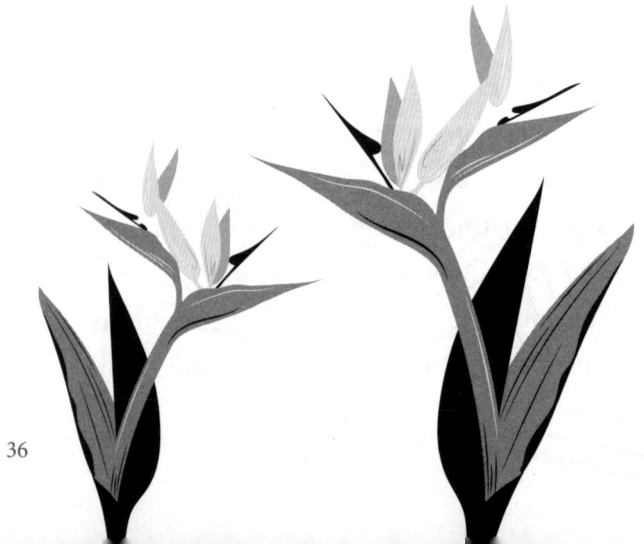

2

EL PODER CURATIVO DE LOS BAÑOS DE BOSQUE

Todavía no he conocido a nadie a quien haya tenido que convencer de que darse un baño de bosque sienta bien; suele parecer lo más natural que sea así. Sin embargo, hay tanto por descubrir en cuanto a sus beneficios que no puedo por menos que hacer mención de ello. A continuación describo brevemente algunos de los principales.

UNA SIMPLE RELAJACIÓN

Hay quien entiende que un baño de bosque es simplemente una manera agradable y relajante de pasar un día en medio de la naturaleza. Lo cierto es que no hay necesidad de que sea más que eso. Ahora bien, puede resultar sorprendentemente difícil relajarse.

Piensa en los anuncios de destinos turísticos, con esas imágenes que sugieren largas horas de hamaca en primera línea de playa. Puede que sean tentadoras, pero pocos lo soportaríamos demasiado tiempo; la compulsión de estar activos nos levantaría muy pronto de la hamaca en una búsqueda ansiosa de algún tipo de estímulo. Los baños de bosque nos pueden enseñar a relajarnos. La paradoja, claro está, es que la relajación lleva implícita una ausencia de objetivos, de modo que en cuanto la convertimos en una meta nos encontramos en una situación bastante delicada. Cabe la posibilidad de que nos quedemos atrapados en nuestra condición interiorizada de adultos que valora saber estructurar el tiempo, como hemos aprendido a hacer de mayores, por encima de la expansión sin restricciones propia del juego infantil. Tememos «perder el tiempo».

Los baños de bosque nos dan la oportunidad de dejar atrás esas ideas preconcebidas. Si no se las aplicamos a nuestros hijos ni nos las aplicamos nosotros, podemos dejar que el momento sea ni más ni menos que lo que es. No hay prisa. No hay necesidad de «aprovechar el tiempo al máximo». No hay nada que lograr. Simplemente, deja que el momento sea lo que es. Y cuida de que «dejarlo ser lo que es» no se convierta a su vez en un objetivo, otro «algo» que hay que conseguir.

> *Tememos «perder el tiempo».*
> *Los baños de bosque nos dan la oportunidad de **dejar atrás esas ideas** preconcebidas.*

SALUD FÍSICA Y BIENESTAR INTEGRAL

En un análisis exhaustivo de la documentación sobre el tema, Ming Kuo, investigadora de la Universidad de Chicago, escribe que «es anonadante la cantidad de aspectos concretos de la salud que mejoran gracias al contacto con la naturaleza; entre ellos la depresión y la ansiedad, la diabetes mellitus, la hiperactividad con déficit de atención, diversas enfermedades infecciosas, el cáncer, la recuperación tras una intervención quirúrgica, la obesidad, el parto, las enfermedades cardiovasculares, molestias musculoesqueléticas, migrañas, enfermedades del aparato respiratorio y otras dolencias».[2] La naturaleza es un médico prodigioso.

> Ming Kuo, investigadora de la **Universidad de Chicago**, escribe que «es anonadante la cantidad de aspectos concretos de la salud que mejoran gracias al contacto con la naturaleza; entre ellos la **depresión** y la **ansiedad**, la diabetes mellitus, la **hiperactividad** con déficit de atención, el **cáncer**, la obesidad, el parto, las enfermedades cardiovasculares…».

Curiosamente, los baños de bosque fortalecen el sistema inmunitario. La cantidad de células «asesinas naturales» que atacan el cáncer y los agentes patógenos aumenta tras un baño de bosque, y las repercusiones de este efecto se extienden al cuerpo entero. Según Ming Kuo, la intensificación de la función inmunitaria bastaría para explicar los innumerables beneficios que se derivan del contacto con la naturaleza: «Los estímulos de la naturaleza posiblemente intensifican la función inmunitaria gracias a su efecto demostrado sobre la actividad parasimpática, y los consiguientes efectos de esta sobre la actividad del sistema inmunitario». Los términos *parasimpático* y *simpático* se refieren a dos partes del sistema nervioso que son de importancia crucial en este contexto, y volveremos a ellos en un apartado posterior de este capítulo.

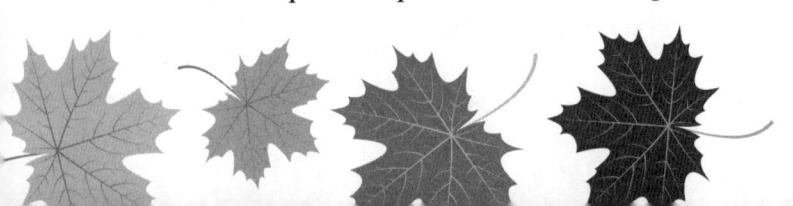

Otro de los grandes beneficios de los baños de bosque es la sensación perceptible de relajación y claridad mental. Tras varias horas de baño de bosque, lo normal es que nos sintamos más relajados. Esto puede significar sencillamente que nos sintamos mejor en general: quizá tengamos mayor claridad mental, estemos más creativos, y más presentes con nuestros allegados. Si solemos experimentar ansiedad o dificultad para concentrarnos, estos estados mejorarán.

Hay estudios que han descubierto que algunos de estos beneficios perdurarán al menos una semana tras una excursión de baño de bosque, y en algunos casos hasta un mes. Una práctica semanal regular mantendrá esos efectos y, con el tiempo, los intensificará hasta alcanzar un nivel óptimo, y esto sin ningún tipo de intervención médica, sin tomar ninguna medicación ni someternos a ningún procedimiento invasivo.

Nuestro cuerpo es un organismo asombrosamente capaz de curarse solo, cuando se halla en estado de equilibrio. Vale la pena preguntarse si no debería ser el bosque nuestro médico por excelencia, y la función de nuestros médicos actuales servirle de apoyo; recurrir a ellos en el caso cada vez más improbable de que los necesitemos.

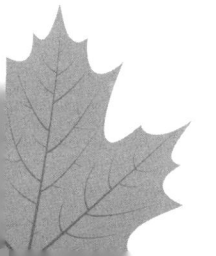
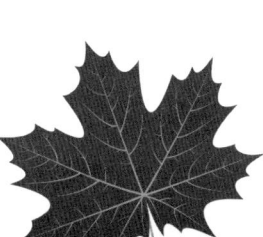
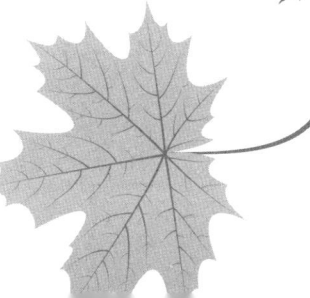

En un análisis meticuloso de los estudios realizados sobre el *shinrin-yoku*,[3] Margaret Hansen y sus colegas de la Universidad de San Francisco descubrieron numerosas pruebas de varios beneficios derivados de los baños de bosque. Todos coincidían en que el funcionamiento general del sistema inmunitario experimenta una considerable mejoría. La convergencia de otra serie de datos demostraba además que los baños de bosque reducen dolencias cardiovasculares como la hipertensión y las enfermedades coronarias, algo de enorme importancia, ya que estas enfermedades son causa de muchas muertes. Entre otros descubrimientos alentadores sobre los baños de bosque, se confirmó su eficacia para tratar problemas del aparato respiratorio como las alergias. Los autores concluyeron que «los estudios realizados en todo Japón y China apuntan a una multitud de efectos positivos que tiene para la salud de los sistemas fisiológicos y psicológicos humanos la práctica del *Shinrin-Yoku*, también denominado Baño de Bosque». Y el precio que hemos de pagar por todo ello es simplemente disfrutar paseando entre los árboles.

> *Margaret Hansen de la* **Universidad de San Francisco** *descubrió que los baños de bosque reducen dolencias cardiovasculares como la* **hipertensión** *y las enfermedades coronarias, así como problemas del aparato respiratorio como las* **alergias.**

Los científicos especializados en este campo han empezado a refinar meticulosamente sus métodos de investigación, y como consecuencia los datos son cada vez más fiables. Yo mismo tuve ocasión de experimentarlo en una visita que hice al doctor Yoshifumi Miyazaki y su equipo de investigación en el Centro de Medioambiente, Salud y Ciencias del Campo de la Universidad de Chiba, en la prefectura de Tokio. Miyazaki es uno de los investigadores más eminentes de los baños de bosque y sus estudios se han publicado en numerosas revistas científicas de prestigio. Forma parte de una legendaria élite de expertos en la materia.

La Universidad de Chiba está a una hora de tren de la estación de Shinjuku, situada en el centro de Tokio. El Centro de Medioambiente, Salud y Ciencias del Campo consta de un grupo de edificios bajos y, al lado de ellos, un huerto de caquis. Llegué en una mañana fresca y nublada, acompañado de otros cuatro miembros estadounidenses de nuestra delegación de terapeutas forestales, para reunirnos con el doctor Miyazaki y su equipo y saber de sus investigaciones.

Nos condujo a un pequeño laboratorio que me recordó a los estudios de grabación, con las paredes revestidas de placas de aislamiento acústico y una repisa repleta de equipos informáticos que ocupaba casi la mitad del cuarto. En la otra mitad, había una única silla frente a una gran pantalla de alta resolución.

Me invitó a sentarme en ella y un miembro del equipo me colocó alrededor de la cabeza una cinta elástica con dos puntos de conexión a cada lado. Luego introdujo en cada uno de ellos un pequeño transmisor de infrarrojos, un par para cada hemisferio cerebral. La función de los sensores era detectar las fluctuaciones del interés y el entusiasmo, que quedarían registradas en los ordenadores.

Las luces se atenuaron y la pantalla que tenía delante mostró una gran masa gris. Pronto apareció una nueva imagen: una fotografía de rascacielos. Permaneció más o menos dos minutos y luego hubo otro minuto de pantalla gris. Después apareció una escena de bosque, una simple imagen estática, predominantemente verde. A continuación, nos reunimos todos alrededor de los monitores para ver los resultados. Era obvio que mi cerebro había respondido de modo muy diferente a cada escena. Esta recolección de datos a tiempo real es un ejemplo del trabajo que están realizando Miyazaki y otros investigadores para refinar los métodos utilizando las tecnologías más avanzadas.

En muchos países, los investigadores llevan tiempo utilizando distintos instrumentos técnicos para que comprendamos lo que le sucede al cuerpo cuando estamos expuestos a un paraje natural. Han monitorizado los cambios que experimentan los niveles de cortisol y de amilasa, indicadores de los efectos del estrés en el sistema endocrino. Han examinado la tensión arterial. Han pedido a los participantes que rellenaran una serie de cuestionarios para seguir al detalle las variaciones de su estado de ánimo en el transcurso de un paseo. Se diría que se han embarcado en una especie de metaexperimento para averiguar qué tipo de experimento ofrece datos más fiables. No se trata simplemente de hacer la pregunta, sino de decidir qué pregunta hacer y cómo hacerla.

Un criterio que se aplica cada vez más para evaluar los efectos de los baños de bosque es utilizar la variabilidad del ritmo cardíaco como indicador de la actividad nerviosa. Dado que el sistema nervioso es un elemento clave de nuestro estado general de salud, cualquier daño que sufra provocará una multitud de efectos nocivos que se propagarán en cadena por todo el cuerpo. Para apreciar la importancia de esto, ten en cuenta que la especie humana ha vivido en un medio silvestre durante más del noventa y nueve por ciento de su historia, y si hemos sido capaces de adaptarnos a la naturaleza ha sido gracias a la estructura doble de nuestro sistema nervioso: simpático y parasimpático.

Imagina que estás dando un paseo por un bosque apacible en el que te sientes razonablemente a salvo de los depredadores y otros peligros. En esas circunstancias, tu cuerpo se halla en estado de «reposo y digestión», un estado dominado por el sistema nervioso parasimpático, que dirige las actividades rutinarias imprescindibles de la respiración, la circulación y otras similares. Cuando nos encontramos en un estado de relajación óptimo, el corazón late, no como un metrónomo, sino con exquisita sensibilidad a los cambios sutiles de nuestro entorno a cada instante. Y lo más importante, el tiempo entre latidos varía, y esto se denomina variabilidad del ritmo cardíaco.

Por el contrario, imagina que te sale al paso un león en los confines del bosque. Al instante, asume el mando el sistema nervioso simpático, y se producen un sinfín de sucesos fisiológicos a fin de optimizar las funciones corporales y que puedas responder de inmediato a la crisis. Este es el estado que conocemos con el nombre de «lucha, huida o parálisis». Un aspecto de esta respuesta es que el ritmo cardíaco se acelera vertiginosamente para suministrar sangre oxigenada a los principales grupos de músculos, y su latido se vuelve mucho más regular. Cuando ha pasado el peligro, nos recuperamos rápidamente y retornamos al funcionamiento básico; si permaneciéramos demasiado tiempo en ese estado acelerado nuestra salud se resentiría.

Medir la variabilidad del ritmo cardíaco nos permite inferir cuál es la actividad del sistema nervioso en ese momento. El estado parasimpático, caracterizado por una alta variabilidad, corresponde a los períodos en que nuestro cuerpo se halla en modo de mantenimiento de la salud, por así decirlo, mientras que un índice de variabilidad más bajo indica un estado dominado por el sistema nervioso simpático en el que nuestro cuerpo está firmemente establecido en modo de crisis.

En épocas remotas, nuestros breves estallidos de lucha o huida solían tener dos desenlaces posibles: o eran poco menos que fulminantes, o los fulminados éramos nosotros. Cuando sobrevivíamos, nuestro cuerpo retornaba a un estado dominado por el sistema nervioso parasimpático, que es el estado en el que nuestra capacidad de autocuración se moviliza. Sin embargo, en la actual era industrial el estrés es una condición endémica. Todos los días nos abrimos paso a través de un denso mar de venenos medioambientales, un bombardeo constante de noticias y un apretado calendario de fechas límite para la consecución de nuestros objetivos escolares y laborales. Como nuestro cuerpo vive en un estado crónico de baja intensidad, preparado para luchar, huir o quedarse inmóvil, inevitablemente la salud se deteriora y el estado de ánimo y las facultades mentales sufren las consecuencias. Cada vez es más difícil mantener las relaciones y contactos sociales de los que depende nuestro bienestar emocional.

Las repercusiones que esto tiene para nuestro bienestar integral son inmensas. Toda una diversidad de enfermedades relacionadas con el estrés se derivan de esta presión sobre el sistema nervioso. Nuestra especie, separada de los bosques que nuestro ADN reconoce como su hogar natural, desconectada de la tierra, se encuentra en unas circunstancias radicalmente nuevas, y el cambio ha ocurrido tan rápido que el lento reloj de la evolución no ha sido capaz de ponerse a la par. No hemos tenido tiempo de adaptarnos al mundo de nerviosismo y tensión que hemos creado en el breve espacio del último siglo.

Lo bueno es que los baños de bosque reajustan el sistema nervioso, y lo hacen con eficacia y rapidez. Es como haber vuelto a casa.

Hasta aquí, hemos examinado a grandes rasgos los efectos de la naturaleza en la salud humana. Una cuestión complementaria es cómo se producen esos efectos, qué mecanismos físicos son los responsables de los cambios fisiológicos que producen los baños de bosque. En el informe de su análisis, Ming Kuo presenta una lista de «ingredientes activos» de la naturaleza que incluye desde el oxígeno enriquecido que emiten los árboles hasta la cualidad placentera de las vistas y sonidos, un aumento de la exposición a la biodiversidad o una reducción de la exposición a la violencia. Y esta potente mixtura medicinal nos calma.

Un mecanismo muy estudiado es el efecto de las fitoncidas, compuestos que los árboles producen y secretan de modo natural. El término *fitoncidas* significa literalmente «exterminado por la planta», y cuando un árbol o un arbusto detecta una amenaza, por ejemplo un hongo, su sistema inmunitario aumenta rápidamente la producción de estas sustancias para poner freno a la infección. Nuestro cuerpo tiene una respuesta positiva a las fitoncidas, que parecen trabajar en concierto con nuestro sistema inmunitario. No es de extrañar que sea así, teniendo en cuenta que el ser humano evolucionó entre los árboles inspirando

> Ming Kuo presenta una lista de **«ingredientes activos»** de la naturaleza que incluye desde el **oxígeno enriquecido** que emiten los árboles hasta la cualidad placentera de las **vistas y sonidos**, un aumento de la exposición a la **biodiversidad** o una reducción de la exposición a la violencia. Y **esta potente mixtura medicinal nos calma.**

estos compuestos. Se ha visto que al introducir fitoncidas en agentes patógenos cultivados en una placa de Petri los ralentizan, los detienen o en algunos casos los destruyen por completo. Es un importante hallazgo.

Pero aunque las fitoncidas y sus efectos son sin duda fascinantes, se han estudiado además muchas otras influencias. ¿Qué combinación de colores tiene un efecto más calmante? Precisamente la que vemos en los bosques. ¿Qué sonidos son los más relajantes? Los «tres grandes» sonidos de los bosques, es decir, el canto de las aves, el movimiento de los árboles con la brisa y el agua de los arroyos nos tranquilizan. Estos hallazgos pueden aplicarse al diseño de edificios de oficinas, pues incorporar abundante vida vegetal a los jardines y a los espacios interiores contribuye a la salud y el contento de quienes trabajan en ellos. Cuando los pacientes en los hospitales tienen una habitación

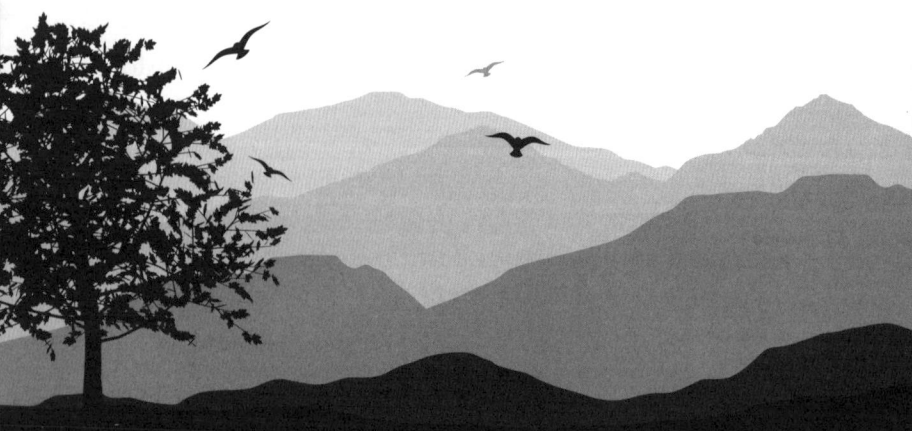

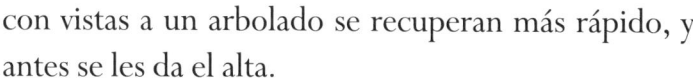

con vistas a un arbolado se recuperan más rápido, y antes se les da el alta.

Y hay muchos otros ejemplos, que no pueden abarcar estas páginas. Si tienes curiosidad, en las obras que sugiero al final del libro encontrarás una información más detallada. Entender los mecanismos por los que la naturaleza influye en nuestro bienestar integral es todavía un campo de estudio relativamente nuevo. Sin duda los conocimientos sobre el tema crecerán de un modo exponencial en los próximos años.

SALUD MENTAL Y EMOCIONAL

El análisis de la documentación científica que, como decíamos, ha hecho Margaret Hansen destaca también los siguientes beneficios que han comentado quienes practican los baños de bosque:

- Menor incidencia o gravedad de la depresión, la ansiedad y otros trastornos del ánimo.
- Una sensación más profunda de relajación mental.
- Aumento de los sentimientos de gratitud, generosidad y admiración.

Un estudio ya famoso que se realizó en la Universidad de Stanford nos ayuda a entender uno de estos beneficios para la salud mental: una sensación de relajación mental más honda, o una disminución de la tendencia a rumiar sin fin. La rumia mental es ese estado en que nos quedamos atascados en un pensamiento y le damos vueltas y vueltas, con frecuencia recriminándonos algo, igual que un hámster dentro de una rueda. La rumia puede ser un síntoma de depresión, y el estudio de Stanford descubrió que disminuía cuando los pacientes aquejados de depresión paseaban por el bosque.

Personalmente, antes de empezar a practicar los baños de bosque solía tener cambios de humor bruscos. Si hubiera dispuesto de un «animómetro» para medirlos, a menudo la aguja habría pasado súbitamente del color verde de los sentimientos plácidos y alegres al rojo del malhumor. En la actualidad, cuando me doy un baño de bosque una vez o más a la semana, la aguja del animómetro interior tiende a estabilizarse en la zona verde, y las oscilaciones son menos drásticas. Esto me ha ayudado mucho en las relaciones. Si me salto los baños de bosque durante tres semanas o más, la aguja del animómetro puede empezar a oscilar hasta rozar la zona roja de nuevo.

Muchos sanadores acaban sufriendo algún tipo de desgaste, incluidos los activistas medioambientales, entre los cuales me encuentro. Vivimos tan entregados a ayudar a los demás y a salvar el mundo que, con demasiada frecuencia, descuidamos nuestras necesidades. Por eso, un baño de bosque semanal es una receta excelente para los activistas y sanadores de todo tipo.

ACTIVISMO EN ACCIÓN

«Protegemos aquello que amamos», dice Jacques-Yves Cousteu. Los baños de bosque me han hecho enamorarme de los bosques, y quiero que otros tengan ocasión de sentir lo mismo. Pero es una emoción que no se puede engendrar a base de datos. Tenemos que pararnos, escuchar y recibir la matizada sinfonía de ofrendas sensoriales que nos hace el bosque. Solo entonces puede conmovernos..., nos enamoramos.

> **«Protegemos aquello que amamos»**, *dice Jacques-Yves Cousteu. Los baños de bosque me han hecho enamorarme de los bosques, y quiero que otros tengan ocasión de sentir lo mismo.*

Los baños de bosque forman parte de un movimiento emergente destinado a crear una red global de amantes de la tierra. Los bosques nos enseñan a pensar de un modo nuevo en el mundo que se extiende más allá de lo humano, para que podamos relacionarnos de forma fundamentalmente diferente con la tierra que compartimos. Según la mitología dominante en las culturas industrializadas, solo los humanos tenemos sensibilidad, la facultad subjetiva de sentir y percibir. Heredamos de esta cultura una imagen de que el mundo natural es «menos que humano». Lo contemplamos como si existiera separado de nosotros, y se convierte así en una colección de objetos que explotar exclusivamente para nuestros fines, como si la tierra y sus innumerables especies no tuvieran por sí solas el derecho a la existencia.

Lo extraño es que, en la larga historia de nuestra especie, la nuestra es una perspectiva insólita. Prácticamente todas las culturas indígenas les reconocían a algunos, al menos, de los seres no humanos la facultad de sentir, los consideraban poseedores de conciencia y capaces de actuar intencionadamente en su favor y en beneficio de otros seres, y de tener su propia y peculiar individualidad y personalidad. La noción se extendía más allá de los animales y las plantas e incluía a los ríos, las piedras y las montañas. Se entendía que la forma de sentir de cada uno de ellos era muy diferente de la nuestra, pero igual de esencial para la completud del entramado de la vida. Cuando nos quitamos las anteojeras, la visión que tenemos del mundo y del lugar que ocupamos en él cambia, y esa nueva perspectiva nos hace capaces de establecer relaciones auténticamente importantes y favorables.

Para algunos bañistas de bosque, la práctica es una invitación a percibir la conciencia del mundo que se extiende más allá de lo humano. Es una intensa, bella y radical forma de activismo; radical, porque nos devuelve a nuestras raíces al hacernos recordar quiénes somos. Entonces nuestros actos van impregnándose de fuerza y belleza, a medida que se incorporan a nuestra vida redes de parentesco cada vez más extensas.

ECOSISTEMAS FORESTALES SANOS

Cuanto más sintonizamos los seres humanos con los ecosistemas forestales, como hacemos en los baños de bosque, más difícil es considerarlos colecciones de objetos que explotar. La mayor parte de la silvicultura que se practica trata los bosques como si fueran meros recursos a nuestro servicio. Hablar de «silvicultura» sostenible generalmente significa repoblar zonas taladas con aquellas especies arbóreas que mayores beneficios económicos generarán en el futuro. El resultado no podría estar más lejos de lo que es un ecosistema forestal sano.

Bañarnos de bosque nos conecta con la belleza de la vida que palpita en el bosque entero. Nos recuerda nuestra asociación esencial con las tierras de las que dependemos todas las especies, y puede procurarnos por tanto una serie de experiencias viscerales que nos hacen entender de otra manera lo que es un bosque equilibrado y sano.

En distintos lugares del planeta, se están llevando a cabo proyectos que muestran cuál es la relación correcta entre el ser humano y el bosque. Uno de ellos, la Afan Woodland Trust, próxima a la ciudad de Nagano, en Japón, ha sido un laboratorio vivo desde que Clive William Nicol, «Nic», lo fundó hace alrededor de treinta años con la intención de recuperar el modo de vida en el *satoyama*. El *satoyama* (*sato* significa «cultivado» y *yama*, «montaña») es esa zona de particular biodiversidad que se extiende entre las montañas y los campos de cultivo; durante siglos, el término designó también una forma de permacultura tradicional de Japón. Los habitantes de las aldeas *satoyama* transmitían de generación en generación sus conocimientos sobre cómo cultivar árboles y bambú, proveerse de setas y plantas silvestres y cazar de un modo que preservara y hasta mejorara la salud de los ecosistemas forestales.

Nicol empezó a trabajar en un extenso terreno forestal que se había cultivado como plantación. Al aplicar la biodiversidad como criterio, vio lo empobrecido que estaba: había menos especies de insectos, aves y mamíferos de lo que hubiera sido normal en un bosque equilibrado. Su proyecto le ha devuelto la salud al bosque. Entre las diversas técnicas que emplea para preservarla, una es utilizar caballos de tiro en vez de vehículos mecanizados para sacar del bosque los troncos de los árboles talados, porque sus pezuñas remueven la tierra de un modo que la beneficia. Ha recuperado cursos de agua, ha eliminado las especies no autóctonas que habían invadido el bosque y ha plantado cuidando de crear un hábitat para criaturas de todo tipo. El resultado es un bosque exuberante. Por todas partes rebosa de vida y es una explosión de colorido y actividad gracias a la diversidad de especies que lo habitan. Sentado en un sencillo refugio entre los árboles, Nicol nos sirvió una sopa hecha con setas que había recogido allí cerca. El ser humano y el bosque están hechos para convivir en armonía.

Tengo la impresión de que la obra de Nicol es el resultado de su propio viaje de conexión íntima con la naturaleza, que lo ha llevado a pasar largas temporadas en territorios salvajes, tan distantes como la sabana africana o la tundra ártica. Vive en total sintonía con los ciclos naturales y el dolor de las tierras heridas. El trabajo de este activista nato es un impresionante ejemplo de lo que se puede hacer para sanar los bosques. Y bañarnos de bosque crea en nosotros esa misma conexión íntima que nos impulsa a la acción.

CONEXIÓN SOCIAL

Compartir experiencias enriquecedoras es una de las principales razones por las que nos gusta reunirnos al aire libre. El tiempo que pasamos en contacto con la naturaleza suele ser una gran oportunidad para que se dé el tipo de conversación y comprensión que quizá no surge fácilmente en otras circunstancias. Es un reto, durante un baño de bosque, incluir una conversación sin que nos distraiga de la experiencia. A menudo, una conversación interesante nos desconecta rápidamente de los sentidos y nos lleva de vuelta a la cabeza; podemos recorrer entonces un buen trecho sin ser conscientes de lo que nos rodea.

Sin embargo, la conexión social es importante. Nos necesitamos para desarrollar la capacidad de percibir lo que hay a nuestro alrededor. Los baños de bosque no pretenden excluir la conversación, pero sí evitar que la conversación acalle los demás sentidos. De tanto en tanto nos reunimos en círculo y, por turnos, expresamos lo que percibimos. Normalmente, hay tres posibilidades cuando nos escuchamos. La primera es que pensemos: «Yo también me he dado cuenta de eso». La segunda, más matizada, es pensar: «Yo también me he dado cuenta de eso, pero no me había dado cuenta de que me he dado cuenta hasta que tú lo has comentado». Por último, cabe la posibilidad de que pensemos: «¡No me he dado cuenta de eso para nada!, y el comentario nos despierte la curiosidad y dé lugar a un estado de percepción sensorial más viva.

Al comunicarnos de esta manera nos ayudamos mutuamente a vivir la experiencia con mayor atención. Elige el silencio durante el paseo y en los momentos de descanso entre un círculo de la palabra y otro, para evitar la tendencia a conversar. Entre amigos, acordad pararos tres o cuatro veces durante el paseo para expresar por turnos lo que sentís y haceos el propósito de caminar en silencio el resto del tiempo para beneficio de todos.

ESPIRITUALIDAD Y MEDITACIÓN EN CONTACTO CON LA NATURALEZA

Muchos bañistas de bosque sienten que la práctica tiene una dimensión espiritual. En

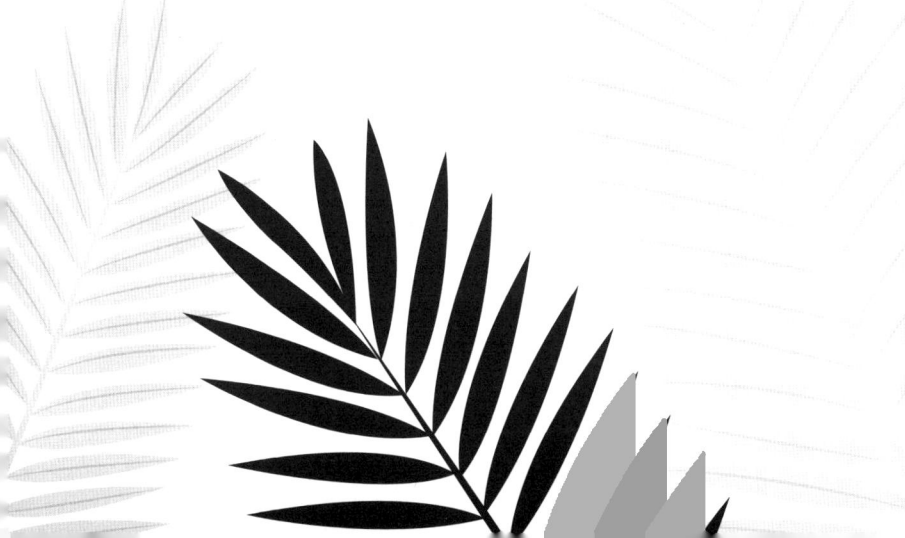

el bosque, no es raro tener una «experiencia de unidad»: el sentido de individualidad se disuelve y por un instante desaparece la sensación de estar separados del mundo natural. Normalmente, esta clase de experiencia nos resulta más real que la realidad ordinaria. Sentimos que son momentos imbuidos de una cualidad trascendente, como si pertenecieran a un ámbito de vida distinto. Cuando estamos intensamente atentos a nuestra experiencia sensorial del mundo, cuando caminamos con suficiente lentitud como para estar de verdad aquí ahora, se presentan de un modo bastante espontáneo. Es posible que sintamos un profundo asombro, que nos quedemos maravillados durante el baño de bosque.

A veces cuando estoy en el bosque, entro en una especie de oración. Les hablo a las plantas y los arroyos, los pájaros y las nubes —a todos los numerosos seres y lugares— y me invade un sentimiento de gratitud. Es como si el bosque hiciera brotar un canto de lo más profundo de mi corazón, y no puedo por menos que expresarlo con gestos y palabras. Mi voz se funde con la voz del bosque y se hace parte de ella. Mis movimientos se unen a la danza viva con que los árboles me envuelven. Descubro una quietud en el paisaje eternamente dinámico y cambiante. Es la mejor forma de orar que conozco.

> *A veces **cuando estoy en el bosque**, entro en una especie de oración. Les hablo a las plantas y los arroyos, los pájaros y las nubes y me invade **un sentimiento de gratitud.***

Muchos bañistas de bosque sienten que el tiempo que pasan en él es una forma de meditación. Algunos lo llaman *mindfulness* en la naturaleza. Es cierto que la práctica del *mindfulness*, o conciencia plena, tiene en común con los baños de bosque la importancia de la experiencia sensorial. Su fundamento es bien sencillo: la experiencia sensorial es siempre inmediata, a diferencia del pensar discursivo, que crea un relato y nos asocia con el pasado o con el futuro o con cualquier sitio o momento que no sea el aquí y ahora. Siempre que la atención se centre en los sentidos, somos plenamente conscientes, porque estamos presentes. El baño de bosque concede prioridad absoluta a la percepción sensorial y se la resta a los embriagadores desvelos del pensamiento, como los del naturalista obsesionado con recolectar datos. En este sentido fundamental, el baño de bosque es sin duda comparable a la meditación.

Dicho esto, te recomiendo que no intentes dar cabida a los baños de bosque en las enseñanzas tradicionales sobre meditación ni en sus formas modernas, como el *mindfulness* o meditación de conciencia plena. El *mindfulness* y otras prácticas meditativas calman la mente y propician una conexión más profunda con el momento presente. Hasta aquí, todo en orden; estamos en la misma longitud de onda. La diferencia radica en que la meditación pone el acento en la ecuanimidad, es decir en que ninguna experiencia es intrínsecamente mejor ni peor que ninguna otra; en cambio en los baños de bosque acogemos con el mayor agrado el placer y el deleite.

Los meditadores aprenden a no apegarse a ningún estado. Yo tardé mucho en comprenderlo. Mis primeros diez años de práctica Zen estuvieron distorsionados por el convencimiento de que una meditación bien hecha debía procurarme indefectiblemente calma, dicha y claridad. En mi caso no era así. No solo eso, sino que las más de la veces la meditación era una inmersión en la cólera, la duda, el deseo y toda clase de angustias mentales y emocionales. Tras varios años de meditación particularmente intensa, mantuve con mi profesora de Zen una conversación decisiva. «Cuanto más medito –le dije–, más roto tengo el corazón. ¿Lo estoy haciendo mal?». Respondió: «¡Amos! ¡¿Cómo se puede vivir despierto en este mundo y no tener el corazón roto?!». Oír aquello me ayudó a liberarme del malentendido. Hacerlo «bien» consiste simplemente en estar con lo que es, tal como es, sin intentar cambiarlo. (No quiero decir con esto que debas sentirte angustiado; lo que yo sentía en aquel tiempo –y sigo sintiendo a menudo– puede no ser en absoluto tu experiencia).

Sin embargo, al ir creciendo tu intimidad con la naturaleza, no te sorprendas si también a ti se te parte el corazón por el daño que los humanos le hemos infligido. Cubrir esa aflicción con una apariencia forzada de dicha sería un terrible engaño.

Es posible que también tú sientas la profunda tristeza de la que hablo; tal vez ha sido tu compañera inseparable. Entre los consejeros y profesores de conexión con el mundo natural se la conoce como el «río de la aflicción», y al parecer es un elemento inherente al viaje de conexión con la naturaleza. En algún momento de tu práctica de baños de bosque es posible que te encuentres con él. Deja que los árboles te ayuden a cruzar el río de la aflicción. No intentes tomar un atajo. Sentir dicha y paz no siempre es consustancial a «estar haciéndolo bien».

Podemos seguir el hilo del contacto sensorial y apreciar cuándo nos conduce a placeres sencillos. Cuando nos encontramos con el placer, lo «invitamos a entrar». Así, por ejemplo, al notar el roce de la brisa en la piel, quizá podamos apreciar también si hay placer en cómo lo sentimos. Si es así, podemos ofrecerle a esa sensación un poco más de hospitalidad, ya que el placer es un puente que nos abre al pleno disfrute de los sentidos. No quiere esto decir que tener experiencias sensoriales poco gratas «esté mal» y que deberíamos evitarlas o ignorarlas, sino que, siendo una cuestión de matices, elegimos privilegiar sutilmente al placer cuando se presenta.

Uno de los lemas que repito a los practicantes de los baños de bosque es: «Esto es zen hasta que dices que lo es». Deja que la práctica sea lo que es, sin introducir conceptos que le son ajenos. En cuanto dices: «¡Esto es meditación!», has perdido el hilo. Deja que tus sentidos y el bosque te guíen a lo que es real. Confía en ellos.

UNA RELACIÓN AUTÉNTICA CON LA NATURALEZA

Como especie, nos hemos ido desconectando poco a poco del mundo que nos sustenta. Hay quienes nunca experimentan la alegría de sostener un puñado de tierra fresca y recrearse en su textura y su olor. Tal vez esa desconexión esté tan asentada en nosotros que la sola idea de entrar en contacto con la «suciedad de la tierra» nos cause aversión. La verdad, es bastante triste. El planeta sería un páramo interminable si no fuera por la tierra, la lluvia y las bacterias e insectos. Estos parientes nuestros han hecho posible que estemos vivos.

Estar desconectados de la naturaleza nos aleja además de nosotros mismos. Cuando nuestra vida transcurre aislada de los elementos y de los ciclos naturales, nos quedamos como anestesiados, insensibilizados a los sentidos, y cada vez nos resulta más difícil conectar con los procesos sensoriales que nos permiten sentir alegría, deleite y sorpresa. Disminuye nuestra fuerza vital.

Afortunadamente, el antídoto está tan cerca como lo esté el espacio silvestre más próximo. Los baños de bosque son una manera infalible de reavivar los sentidos. El bosque en sí es el terapeuta que restablece nuestras capacidades innatas cuando aminoramos la marcha y le prestamos atención. Él sabe qué curación necesitamos y cómo procurarnos justo el remedio adecuado. La imagen precisa, la experiencia oportuna, la percepción penetrante, en la dosis exacta que estemos preparados para recibir: esto es lo que el bosque nos da. Los métodos de los baños de bosque abren la puerta a la conexión para que podamos recibir plenamente la curación que el bosque nos ofrece.

La cualidad de esta clase de relación auténtica con la naturaleza no está presente, sin embargo, en la vida de muchos ecologistas y organizadores de proyectos de sostenibilidad. Al no tener esa relación íntima y sólida, trabajan como si la colaboración de la naturaleza no tuviera importancia, como si los seres humanos pudiéramos ingeniárnoslas solos para arreglar los desastres que hemos provocado. Personalmente, dudo que sea posible. Creo que hasta las más ingeniosas iniciativas, mientras no se conciban y lleven a cabo en asociación con la naturaleza para que podamos oír la información que nos transmite, tendrán sutiles defectos que serán su perdición. La dimensión más profunda de los baños de bosque puede enseñarles a los ecologistas y a los ingenieros medioambientales lo que significa trabajar en colaboración con el mundo que se extiende más allá de lo humano.

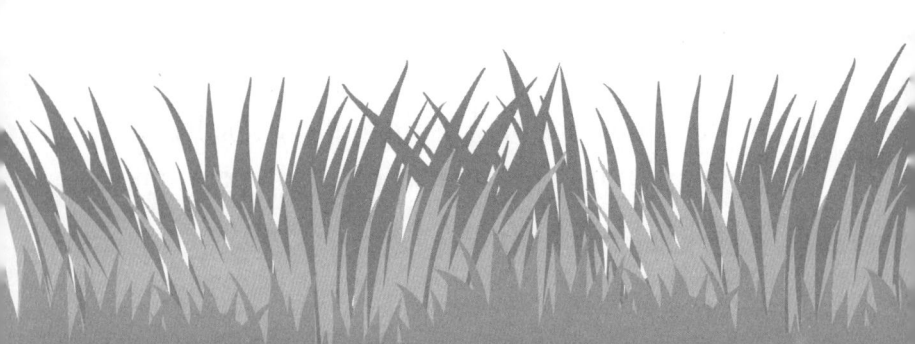

3

ELEMENTOS DE LA PRÁCTICA

Uno de los objetivos principales de los baños de bosque es despertar los sentidos y abrirnos de par en par a los poderes curativos de la naturaleza. Los métodos que se emplean conducen al cuerpo y a la mente a un estado de serenidad y silencio en el que somos plenamente conscientes de dónde estamos y de lo que experimentamos en el momento presente. Este sencillo lema: «El bosque es el terapeuta; la práctica abre las puertas» es una guía en la que podemos confiar.

Hay varios elementos que caracterizan un baño de bosque y lo diferencian del senderismo y otras actividades realizadas al aire libre. Una es el *paso*. Los bañistas de bosque caminan muy despacio y relajados. Otra es la *distancia*. No hace falta ir lejos; a menudo, cuatrocientos metros son más que suficientes. (Estando una vez con un grupo, pasamos las tres horas de baño de bosque entre las ramas y a la sombra de un solo roble). Además, enfocamos la atención en los *sentidos*. Esto significa dejar atrás cualquier expectativa de que un paseo forestal organizado debería traducirse en aprender datos científicos sobre la naturaleza. Los baños de bosque nos invitan asimismo a *recibir*. Empleamos los sentidos para acoger los regalos que el bosque nos ofrece: los sonidos y vistas y las distintas energías que percibimos en cada lugar al avanzar por el sendero. Recibir forma parte de la *comunicación* con el mundo que se extiende más allá de lo humano. Otro aspecto de la comunicación, esencial en una buena práctica de baño de bosque, es la *reciprocidad*. El principio de reciprocidad significa que no solo nos beneficiamos de lo que el bosque nos da; los baños de bosque no consisten en explotar la naturaleza y extraer de ella bienestar y placer, sino en establecer una *relación de colaboración* con ella caracterizada por la comunicación y el dar y recibir. De *estos elementos, la relación es el más fundamental*. Haz de tu práctica una continua indagación de lo que significa formar de parte de la red de interrelaciones que conecta a todos los seres vivos. Esa indagación es una *intención* esencial de los baños de bosque.

> *El* **principio de reciprocidad** *significa que no solo nos beneficiamos de lo que el bosque nos da;* **los baños de bosque no consisten en explotar la naturaleza** *y extraer de ella bienestar y placer, sino en establecer una relación de colaboración con ella caracterizada por la comunicación y* **el dar y recibir.**

Las relaciones que se establecen durante la práctica no son algo que se pueda acelerar o forzar. Se parecen más a un cortejo. Hay una *secuencia definida* de actividades que nos ayuda a establecerlas, y exploraremos algunos de estos elementos con más detalle en este capítulo. Pero primero, veamos algunas pautas importantes.

PAUTAS GENERALES

- Déjate guiar por las invitaciones, en vez de por el deseo de completar los ejercicios.
- Trabaja con el bosque como colaborador y compañero, y no como marco de una actividad.
- Deberías enfocar la atención en las sensaciones corporales y la vívida experiencia sensorial.
- Reduce al mínimo los esfuerzos por conseguir nada.
- Lo ideal es que el paseo dure entre dos y cuatro horas, de este modo la mente y el cuerpo pueden tomarse su tiempo para bajar el ritmo.

- No recorras una distancia demasiado grande; 800 metros como mucho.
- Aplicando los métodos que se describen en el libro, reduce al mínimo la conversación y, si se produce, trata de que sea positiva y alentadora.
- Tu objetivo principal no es hacer ejercicio; se trata más de una especie de recreo imbuido de una sensación meditativa. Si ves que te estás tomando el paseo como una caminata, párate y disfruta de unos instantes de quietud; luego reanuda el paseo más despacio.
- Aunque puedes darte un baño de bosque en cualquier paraje natural, lo ideal es pasear por una zona boscosa, con arroyos y praderas y la mínima intrusión posible de sonidos de la civilización como el ruido del tráfico o de un edificio en obras.
- El sendero debe ser preferiblemente llano y se ha de poder caminar por él con facilidad.
- Ve a caminar «desenchufado», sin barreras tecnológicas que se interpongan entre tus sentidos y el bosque. Por ejemplo, plantéate dejar

el teléfono móvil en casa o en el coche, o úsalo de un modo que favorezca, en vez de entorpecer, la conexión con el entorno (consulta la sección titulada «Libres del teléfono» en el capítulo seis).

- No dejes que conceptos como «conciencia plena» o «meditación en movimiento» te tiendan una trampa y te hagan esforzarte por experimentar algo que no sea lo que el bosque te ofrece.
- No dejes que las experiencias de otros o los resultados descritos en los estudios, como por ejemplo un sentimiento de admiración, te hagan querer sentir lo mismo.
- Deja que cada paseo sea una experiencia única; no trates de recrear experiencias positivas anteriores.
- Confía en que cuando te abras de verdad al bosque, colaborará contigo favorablemente.
- Plantéate terminar cada paseo con un refrigerio y una taza de té.

DÉJATE GUIAR POR LAS INVITACIONES

El baño de bosque está guiado por una serie de invitaciones que el bosque nos transmite, y por tanto un elemento esencial de la práctica es afinar la capacidad para reconocerlas a fin de elegir entre un caleidoscopio de invitaciones que cambia a cada instante. Las invitaciones no son ejercicios o tareas que realizar. No nos exigen que hagamos nada. Se parecen más a una fluida danza improvisada, con el bosque como pareja de baile.

Si te descubres esforzándote por hacer «correctamente» una invitación, mejor que te olvides de ella y simplemente estés en el bosque. Asimismo, si una invitación es interesante pero el modo en que se ha ofrecido no acaba de ser el adecuado, relájate y deja que el bosque te ayude a encontrar la manera.

Esta es la parte en la que es importante que seamos «como niños»: la jovialidad, la curiosidad y las ganas de experimentar nos llevan a territorios desconocidos y a menudo nos revelan deliciosos pasadizos secretos. Este libro describe muchas invitaciones que quizá quieras probar. Al ir explorándolas, descubrirás otras tú solo. Cualquier niño es capaz de hacerlo, ¡y por supuesto también el niño que vive en ti! En el fondo de toda invitación, hay una simple incitación a jugar.

CÍRCULOS DE LA PALABRA: DATE CUENTA DE LO QUE PERCIBES

De tanto en tanto durante la experiencia del baño de bosque, dedica un momento a tomar consciencia de lo que percibes. Si estás acompañado, podéis expresarlo por turnos.

Reuníos de pie en círculo e id pasándoos un bastón o una piedra. Las reglas son simples: la persona que sostiene el bastón habla, y los demás escuchan sin interrumpir. Empezaréis cada uno diciendo «En este momento percibo...». La formulación es importante. «En este momento percibo...» permite una expresión más abierta que, por ejemplo, responder a la pregunta «¿Qué has notado?», ya que puede enfocarse de muy diversas maneras. De modo que en general atente a esas palabras exactas como frase principal para iniciar la comunicación en los círculos de la palabra durante el baño de bosque. Cuando la persona ha terminado de hablar, le entrega el bastón a la siguiente. Una vez que el bastón ha dado la vuelta entera, ¡pasad a la siguiente invitación!

De tanto en tanto durante la experiencia del baño de bosque, **dedica un momento a tomar consciencia de lo que percibes**. *Si estás acompañado, podéis expresarlo por turnos.*

No hay necesidad de comentar lo que exprese cada miembro del grupo; de hecho, es mejor no hacerlo. Expresa lo que sientes, eso es todo. No te dejes llevar por el impulso de analizarlo; con el corazón abierto, simplemente pon en palabras lo que percibes. Recibe igualmente sin juzgar ni analizar lo que expresen los demás; sé mero testigo de su experiencia tal como la describen.

Si has salido a pasear solo y no hay nadie que pueda escuchar tu experiencia, puedes comunicársela al bosque. Exprésala en voz alta: «En este momento percibo...». Para darle un carácter más personal, puedes contársela a un árbol en concreto. En realidad, prácticamente cualquier ser del bosque te escuchará; basta con que tengas una disposición jovial pero sincera. Las piedras son receptoras muy pacientes. Las flores tienden a prestar un oído alegre. Puede que los pájaros recojan lo que dices y tengan la indiscreción de difundirlo por todo el bosque. Lo importante es que en tu viaje sientas que otros seres te han escuchado y han sido testigos de tu experiencia.

LOS BAÑOS DE BOSQUE Y LOS MÁS DE CINCO SENTIDOS

Todos conocemos cinco sentidos: tacto, gusto, olfato, oído y vista. La frase «los cinco sentidos» es de uso tan común que damos por descontado que esos son todos; pero hay muchos más. De cualquier manera, aguzar la percepción habitual de esos cinco sentidos es muy importante; son vías fiables de conexión con el mundo y con el momento presente, y de ellos dependemos principalmente en los baños de bosque, aun cuando los suplementemos con otros sentidos menos conocidos.

Entre los que ya conoces, están la propiocepción y la interocepción. Cuando cierras los ojos y mueves un brazo, eres capaz de percibir dónde está, lo mismo que percibes donde está situado tu cuerpo en el espacio. Eso es la propiocepción, la facultad de percibir la posición que ocupa el cuerpo en el espacio y la posición relativa de sus partes. También sabes cuándo tienes hambre, cuándo estás a punto de ponerte enfermo, cuando necesitas evacuar, etcétera. Estas sensaciones constituyen la interocepción, que es la consciencia de las funciones internas. (Por el contrario, «los cinco sentidos» entran en la categoría de la «exterocepción», pues se ocupan de recibir información del exterior).

La propiocepción es importante en los baños de bosque para intensificar la percepción consciente de nuestro cuerpo. Como en el caso de los sentidos exteroceptivos, la percepción del cuerpo existe siempre en el presente inmediato; por tanto, mientras estamos atentos al movimiento de nuestro cuerpo y a las sensaciones consiguientes, no podemos estar mentalmente en otro sitio.

Además de estos dos últimos sentidos, podemos considerar otros cuatro adicionales, algunos no reconocidos dentro del ámbito estrictamente científico: la percepción espejo, el radar interno, la percepción imaginal y la percepción del corazón, a veces denominado «percepción sentida del momento presente». Los tres últimos son sutiles, es decir que tienen más que ver con la percepción de energías invisibles que de estímulos visibles o palpables. Funcionan en esa frontera en que es difícil saber si percibimos algo o nos lo estamos inventando. Te sugiero que los explores desde la perspectiva de que son «interesantes posibilidades con las que jugar», más que fuentes de datos con validez científica, aunque esto no significa que carezcan de importancia. Los bañistas de bosque que están atentos a ellos descubren muchas veces que las experiencias que más valoran les llegan precisamente a través de estos sentidos.

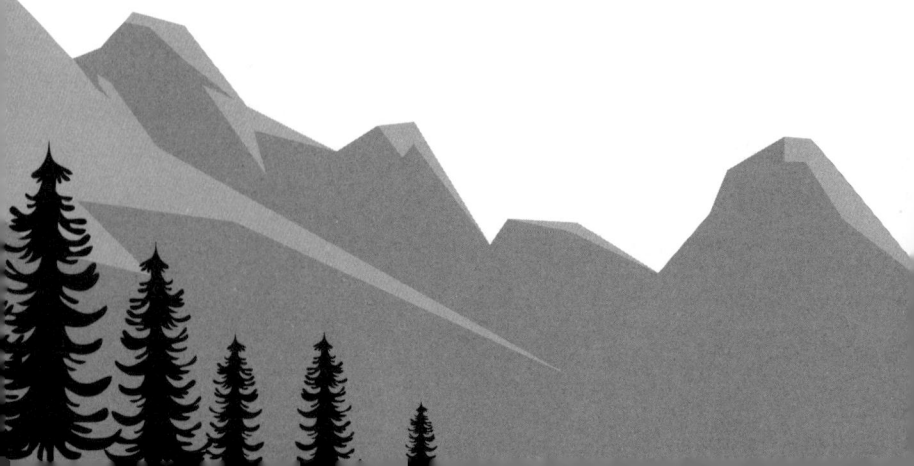

En primer lugar, veamos qué es la *percepción espejo*. La presencia de las «neuronas espejo» en los seres humanos y otros animales ha quedado claramente demostrada; su función, en cambio, no se entiende con tanta claridad. Una de las teorías más aceptadas es que la red de neuronas espejo que hay en cada individuo nos permite sentir lo que sienten los demás. Podrían ser ellas las que hacen posible la empatía y hasta cierto punto, al menos, el aprendizaje del comportamiento social. En el contexto de los baños de bosque, se me ocurre la posibilidad de que las neuronas espejo respondan asimismo al movimiento de lo que nos rodea. Prueba, por ejemplo, a contemplar el vuelo de un ave que planea en las alturas, un halcón, un águila o un buitre. Cuando inclina un ala, ¿lo sientes en algún lugar del cuerpo? ¿Y cuando un halcón desciende en picado a la caza de una presa?

En la invitación «¿Qué está en movimiento?», dirigimos la atención a lo que se esté moviendo en nuestro entorno. Tal vez las neuronas espejo sean un modo de percibir la energía ambiental del bosque, expresada por ejemplo en la velocidad y amplitud de movimiento que apreciamos en las ramas de los árboles. ¿Significa eso que esta «percepción espejo» nos afecta a un nivel más profundo y modifica quizá la actividad cerebral para ajustarla al «ánimo» energético del bosque? Si es así, parece lógico suponer que este proceso nos ayudará a conectar más fácilmente a través de los demás sentidos.

Todo esto es pura especulación. Es lo que yo llamo «un buen relato». Es bueno porque me gusta. Es un relato porque no es del todo científico.

El *radar interno* es un «saber» relacionado con algo del entorno inmediato. Puede ayudarnos a elegir entre distintas opciones. Con el radar interno detectamos el origen de una señal, algo invisible que nos llama. Tal vez tenga relación con la idea japonesa del *chi-sei*, un aspecto de la inteligencia que hace elecciones constantes basándose en las pistas que nos da nuestro entorno y que no se procesan del modo que normalmente consideramos consciente. Un ejemplo de invitación al radar interno es la atracción reverencial.

Podemos emplear el ejemplo de escuchar a los árboles para que nos ayude a entender la *percepción imaginal*. Para escucharlos de verdad, cultivamos la capacidad de escuchar con la imaginación plenamente despierta. Dejamos que la presencia del árbol y de todo cuanto ocurre en ese momento a nuestro alrededor y dentro de nosotros cree impresiones en el lienzo de nuestros pensamientos, emociones y sensaciones. Escuchamos con una atención relajada, evitando que influyan en nosotros ni el escepticismo ni las proyecciones esperanzadas. Cuando escuchamos de esta manera, consideramos posible que parte de lo que surge en el fluir de nuestra mente se haya generado, no desde dentro, sino desde fuera. La aparición de un recuerdo, una ensoñación, una revelación instantánea, una súbita necesidad de movernos o una oleada de emoción son algunas de las muchas manifestaciones que puede adoptar la voz de los árboles. Sus movimientos, sus formas, lo que sucede en ellos, en sus proximidades y a su alrededor mientras dialogamos pueden considerarse expresiones sincrónicas de sus voces, que no están separadas de las voces de la tierra. Responden con intención. Y sí, hay quien dice haber oído a los árboles pronunciar palabras, normalmente con el oído interior pero a veces en voz audible.

Los grandes artistas han cultivado la capacidad de recibir una impresión íntima de lo que habita su imaginación. El cuadro titulado *Noche estrellada* de Van Gogh es una representación externa de la impresión interior que le dejó el cielo nocturno. Su obra es una forma de comunicación con el mundo que se extiende más allá de lo humano, y adquiere carácter personal para cada uno de nosotros cuando, al contemplar el cuadro, percibimos las oleadas de sensaciones y emociones que nos recorren. Este es un aspecto de la percepción imaginal.

En los baños de bosque, cada vez que establecemos contacto o dialogamos con un árbol u otro ser forestal no humano, utilizamos la imaginación para recibir su mensaje. Muy pocos practicantes regresan de la invitación a la que llamamos «Conversación con un árbol» diciendo no haber recibido nada. Creo que en el caso de esos pocos es cuestión de práctica y, más aún que de práctica, sencillamente de acostumbrarse a la idea, una vez que observan que aquellos que reciben mensajes son gente de lo más común. Se trata en realidad de normalizar tres ideas: que podemos establecer una verdadera relación con los árboles, que los árboles (y otros seres) están imbuidos de su particular tipo de sensibilidad, y que podemos utilizar la imaginación para contactar con esa sensibilidad.

La *percepción del corazón*, llamada también *percepción sentida del momento presente*, es la cualidad única y efímera del aquí y ahora. No hay dos momentos iguales. No hay dos lugares iguales. El lugar al que volvemos no es el mismo lugar en que ya ha habíamos estado. Cada vez que llegamos a un nuevo recodo del sendero, la sensación que nos despierta es diferente.

Este sentido tiene su sede en el corazón y en torno a él. Nuestro corazón es increíblemente sensible e inteligente. Todos emitimos una energía mensurable cuyo campo se extiende desde el corazón hasta mucho más allá de la frontera de nuestra piel, y ese campo interactúa a cada instante con lo que nos rodea. El campo del corazón se combina con lo que sentimos, vemos, oímos y todas las demás percepciones y lo convierte en una forma sublime de saber.

> *La **percepción del corazón**, llamada también percepción sentida del momento presente, es la cualidad única y efímera del **aquí y ahora**.*

Explora este sentido parándote de cuando en cuando y prestando atención a lo que sientes al hacerte la pregunta, «¿Qué sensación me produce?». Por ejemplo, «¿Qué sensación me produce estar acercándome al arroyo, sabiendo que dentro de un momento

voy a cruzarlo?»; «¿Qué sensación me produce estar en el punto en que confluyen estos dos senderos?»; «¿Qué sensación me produce pasar de la luz del sol a la sombra?». Cada momento ofrece su propia experiencia, que nuestro corazón capta.

Es de suma importancia que no contestes a la pregunta. Cuando simplemente la sientes en el corazón, aprendes a contactar con una inteligencia que está más allá de las palabras.

Con el tiempo he desarrollado una disposición natural a adentrarme sin esfuerzo en el campo del corazón y sentirlo. Se me ocurre que esa capacidad de habitar, sin análisis, la percepción sentida del momento presente es en gran medida lo que durante tanto tiempo he buscado con la práctica espiritual. Sospecho que el consiguiente «enternecerse» del corazón tiene además efectos físicos muy saludables.

LO SENSORIAL SE TORNA SENSUAL; LO SENSUAL SE TORNA ÍNTIMO

Una experiencia sensorial puede tornarse sensual cuando percibimos el efecto que tiene en nosotros: cómo nos *sentimos*. Por ejemplo, cuando introducimos la mano en un arroyo poco profundo, la experiencia sensorial engloba temperatura, movimiento, textura... La consiguiente experiencia sensual puede ser de dicha, deleite, jovialidad, o cualquier otro sentimiento «provocador» de una experiencia más íntima.

He aquí una invitación a que lo explores: Busca un árbol y pon en él los sentidos. Primero, mientras lo miras, di: «Fuera veo...; dentro siento...». «Fuera veo al árbol mecerse en la brisa; dentro siento placer en el abdomen». A continuación, tócalo: «Fuera siento la textura rugosa de la corteza; dentro siento cierto nerviosismo». Repítelo aplicando el olfato, el oído y, si el árbol tiene frutos, el gusto. La primera parte es sensorial; la segunda es sensual.

La experiencia sensual es esencial para entrar en auténtica relación con el mundo que se extiende más allá de lo humano. Es un tipo de comunicación. Vive la percepción sensorial como algo que te comunica con el mundo que te rodea. Seguidamente, la sensualidad es la respuesta instintiva a las comunicaciones que recibimos a través de los sentidos. Nos llega un intenso aroma floral; nos sentimos atraídos a explorarlo, y experimentamos placer sensorial al bañarnos en su fragancia. Todo a nuestro alrededor, nos esperan posibilidades continuas de vivir experiencias de este tipo cuando aprendemos a prestar atención.

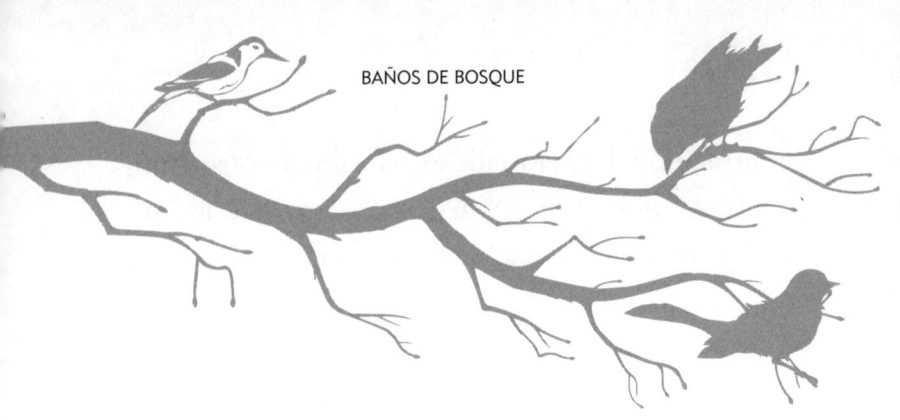

BAÑOS DE BOSQUE

UNA ÉTICA DE TERNURA

Muchos han aprendido que «no dejar rastro» es un principio ético que debemos respetar sistemáticamente en la naturaleza. Estoy de acuerdo en que es un buen principio que hay que tener en cuenta en entornos frágiles y protegidos. Sin embargo, no es la ética que recomiendo para los baños de bosque. Una alternativa es «la colaboración con lo salvaje», como han hecho muchos pueblos indígenas que no concebían la tierra como un recurso que proteger sino como una compleja red de innumerables relaciones en la que cada ser, nosotros incluidos, ocupa un lugar de importancia y participación. M. Kat Anderson hace esta descripción en su libro *Tending the Wild* [literalmente, cuidar de lo salvaje]:

> Esta concepción de la vida como relación, igualitaria y sumamente inteligente, es a lo que el rarámuri Enrique Salmón llama una ecología centrada en el parentesco de todos los seres vivos. En su concepción del mundo, la naturaleza no ha de tratarse como entidad separada que

existe «fuera de nosotros» [...] Los *Homo sapiens* somos participantes de pleno derecho en la naturaleza y compartimos obligaciones mutuas e intrincadas interacciones con muchas otras formas de vida.[4]

La esencia de esta concepción centrada en el parentesco de todo lo vivo es la ternura. Lo mismo que somos tiernos con aquellos a los que queremos y que están a nuestro cuidado, podemos ser tiernos con el bosque y sus muchos seres, cada uno de los cuales es pariente nuestro. Nuestro corazón responde a lo que esté ocurriendo en el bosque, sobre todo si los sucesos están relacionados con nuestros actos. Cuando guío a un grupo, hay un lugar en que con frecuencia nos congregamos en círculo para experimentar la invitación «Placeres de la presencia». A veces al llegar a ese lugar veo que el suelo está demasiado pisoteado. El corazón me dice que el sitio necesita un respiro, así que conduzco al grupo a un lugar distinto. Eso es ternura. El bosque retribuye la ternura que recibe. Al regresar al lugar después de haberlo dejado descansar, quizá me recompense con un despliegue de flores silvestres en señal de bienvenida.

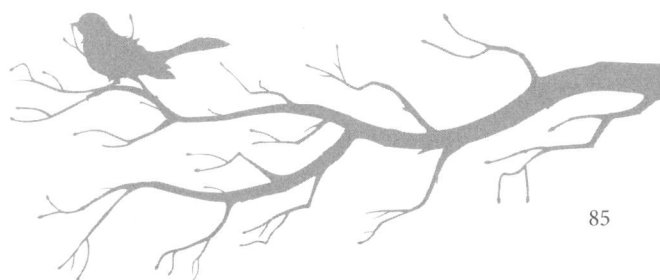

En general, los ecosistemas forestales suelen ser muy resilientes, pero también pueden verse amenazados por el abuso desconsiderado o por organismos que, o no son autóctonos, o movidos por un espíritu oportunista sacan provecho de momentos en que los árboles están debilitados por la sequía u otras condiciones desfavorables. Los grandes *kauri* de Nueva Zelanda están en peligro a causa de una enfermedad causada por la contaminación del suelo; en una tierna respuesta a esto, ha habido individuos que, para protegerlos, han colocado recipientes de agua con antisépticos, y los senderistas los usan para limpiarse con cuidado la tierra de los zapatos antes de entrar en los bosques en que crecen los *kauri*.

RECIPROCIDAD

Es un hábito de pensamiento muy arraigado en nuestra cultura concebir la naturaleza como un almacén de recursos. Los baños de bosque se oponen a esta idea, y una de las áreas de exploración más bellas que nos ofrecen es precisamente la posibilidad que tenemos tanto de dar como de recibir. Lo llamamos «práctica de reciprocidad». Si no estamos atentos a la reciprocidad, y tratamos a la naturaleza como si estuviera al servicio de la salud humana, los baños de bosque pueden acabar siendo una forma más de explotación.

Y eso no es congruente con la clase de relación que constituye el objetivo de la *bosqueterapia*, en la que valoramos los regalos que nos ofrecen todas las cosas y se espera de nosotros que seamos asimismo dadores, y no solo receptores.

La reciprocidad nos hace darnos cuenta con más claridad de la multitud de formas en que estamos conectados con el mundo que se extiende más allá de lo humano. Nos ayuda a establecer relaciones. Proponte practicar con creatividad la reciprocidad de dar y recibir en todas las excursiones de baños de bosque. Puedes hacerlo en cualquier momento y lugar siguiendo este sencillo método:

1. Date cuenta de qué hay a tu alrededor. Ya sea en silencio o (preferiblemente) hablando en voz baja, reconoce la presencia de algo y describe de qué tipo es y lo que has recibido de ello. Por ejemplo: «Aquí hay un árbol, que me ha dado sombra y un lugar donde descansar».
2. Encuentra algo que ofrecerle. Podría ser un gesto o una canción; tal vez quieras escribir una nota y esconderla donde solo la tierra la pueda leer. Concédete unos momentos y deja que surja la inspiración.

Aprende a incorporar esta idea a todas las actividades del baño de bosque. Te ayudará a entender con más claridad tu relación con todas las cosas.

4

LOS BAÑOS DE BOSQUE PASO A PASO: LA SECUENCIA ESTÁNDAR

En el curso de cientos de paseos, la secuencia que describo a continuación ha revelado su eficacia para crear una fuerte conexión sensorial con el bosque. Nos trae de vuelta a casa, al abrir las puertas de nuestro interior e invitar al bosque a entrar y reunirse con nuestra mente, nuestro corazón y nuestro espíritu.

Se trata de una estructura que ofrece un modelo establecido, pero abierto a la vez a la flexibilidad, la creatividad y la adaptación a las circunstancias. La *estructura* es en parte lo que hace del baño de bosque una «práctica»; su *flexibilidad* inherente favorece nuestra capacidad creativa para relajarnos y dejarnos llevar con jovialidad por el fluir espontáneo de lo que vaya sucediendo.

Como en cualquier otra práctica, la repetición ayuda. El uso repetido de estas invitaciones te dará, con el tiempo, una comprensión más profunda y la capacidad de «dejarte llevar» de verdad. *Dejarse llevar* [*drop in*] es una expresión que he oído utilizar a menudo a los bañistas de bosque. Tiene su origen en el surf, una práctica que se asemeja en muchos sentidos a los baños de bosque. Los surfistas esperan atentos a que llegue una ola; cuando llega, reman con los brazos para montarla. En determinado momento, dejan de remar porque la energía de la propia ola arrastra la tabla. El surfista, de pie, «se deja llevar» por la ola y el fluir del momento. Cuando tu práctica de baños de bosque empiece a madurar, al igual que el surfista experimentado aprenderás a dejarte llevar; permitirás que el bosque y la conciencia de tu propia percepción fluyan juntos. La secuencia estándar te ayudará a entender cómo hacerlo.

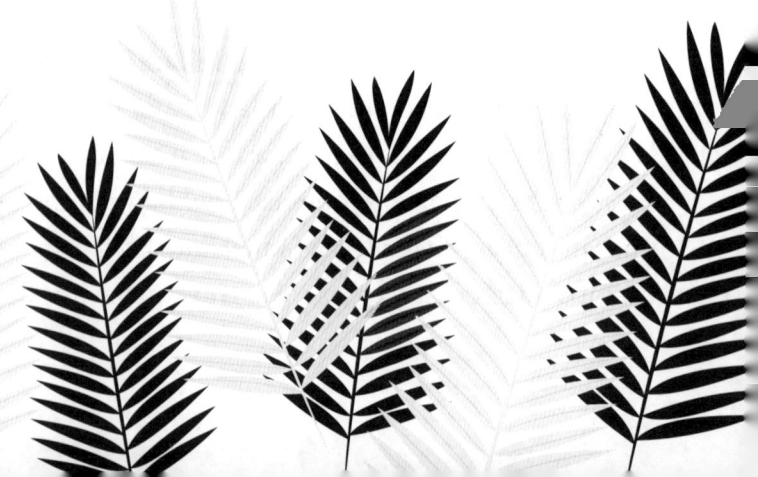

SINOPSIS: PASOS DE LA SECUENCIA ESTÁNDAR

- Ten la firme intención de darte un baño de bosque.
- Empieza por designar un umbral que, a modo de ceremonia, marque el comienzo del paseo de baño forestal y lo diferencie de otras experiencias. A esto se le llama el umbral de conexión.
- Quédate en un mismo lugar al menos quince minutos y emplea los sentidos para explorarlo. La invitación típica para esto es «Placeres de la presencia».
- Camina despacio durante veinte minutos dándote cuenta de lo que esté en movimiento a tu alrededor.
- Elige de una a tres invitaciones que sean adecuadas para el lugar, las condiciones atmosféricas, los participantes y el estado de ánimo. A esta parte de la secuencia estándar se la denomina «Depende», porque lo que hagas dependerá de las circunstancias. Puede durar hasta dos horas.
- Busca un lugar retirado donde sentarte a observar en silencio durante veinte minutos.
- Haz una ceremonia del té, con refrigerios y conversación.
- Termina con el umbral de incorporación, señalando el final del baño de bosque y el retorno a las experiencias ordinarias.

1. LA INTENCIÓN

Empezar con una intención clara ayuda a que el paseo no se convierta en una caminata o una ocasión para conversar. La intención básica podría ser algo como «Durante las próximas dos horas únicamente voy a darme un baño de bosque. No voy a hacer senderismo, y voy a estar en silencio y atento a mis sentidos y a lo que me rodea».

La propiedades curativas del bosque nos invitan a establecer además otras intenciones. Tal vez tengas un problema de salud; tal vez quieras fortalecer el sistema inmunitario porque sabes que se acerca la temporada de gripe. Quizá te gustaría reajustar y equilibrar el sistema nervioso para poder pensar con más claridad y creatividad. Si tienes una enfermedad cardíaca, igual quieres simplemente relajarte de un modo que resulte beneficioso para tu corazón.

Puede que tengas una pregunta o una duda respecto a alguna relación a las que

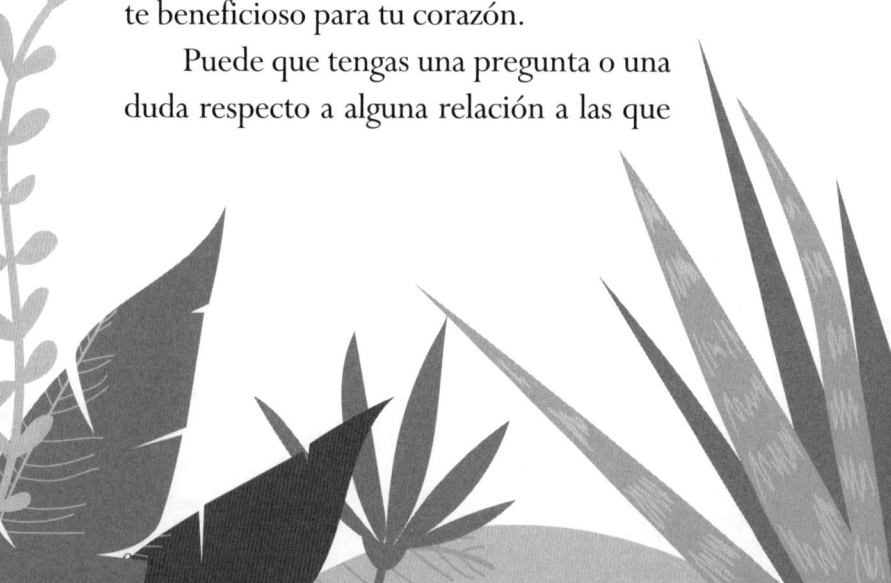

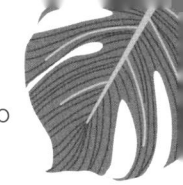

no consigues encontrar respuesta. Quizá tengas que tomar una decisión y te desconcierten las opciones. ¿Por qué no pedirle ayuda al bosque? Muchas veces, le he confiado a un árbol una pregunta justo al comenzar el baño de bosque, y acto seguido me olvido, dejo de pensar en ella. Con frecuencia, en algún momento del paseo, me viene la respuesta a la cabeza con la mayor naturalidad. Entonces puedo pararme y prestar más atención a cuanto me rodea, y ofrecer un momento de gratitud.

Incluso aunque tengas claro el propósito al comenzar el paseo, es fácil perder el hilo. En mi caso, a veces ocurre así: al principio, camino despacio y atento, pero al cabo de un rato —digamos de veinte o treinta minutos— me doy cuenta de que voy andando alegremente pensando en otras cosas. Ya no estoy aquí, en el ahora; los pensamientos me han transportado al pasado o al futuro, a algún recuerdo o a algo que espero que ocurra. Es importante crear un marco que ayude a mantener la conciencia del momento presente durante todo el paseo. A mí, establecer «umbrales» para marcar formalmente el comienzo y el fin del paseo me ha resultado muy útil.

2. EL UMBRAL DE CONEXIÓN

El umbral es el lugar que marca la transición entre dos sitios diferentes. Los cruzamos continuamente, cada vez que pasamos de una habitación a otra o de un ambiente a otro claramente distinto. A las entradas de las casas o de los jardines se les suele conceder una importancia especial para destacar esa transición; posiblemente se enmarquen cuidando el diseño, los materiales y los colores para definir la experiencia psicológica de *entrar*.

Usar umbrales en los paseos de baños de bosque invita a los habitantes del mundo que se extiende más allá del nuestro a una relación de colaboración que nos apoye en el viaje. Muchas veces da la sensación de que usar umbrales despierta además la sensibilidad del bosque al alertarlo de que entramos en él con una determinada intención. La ceremonia de establecer un umbral crea una conexión intuitiva con el bosque que nos permite percibir fácilmente su cualidad sensible.

En el bosque hay muchos umbrales naturales. El letrero que señala el comienzo del sendero es en sí un umbral; un puente sobre un arroyo marca la transición del «aquí» al «ahí». Una rama que forma un arco sobre el sendero, o incluso un recodo del camino que intuitivamente nos transmite cierta sensación de misterio serían otro ejemplo.

Crear tu propio umbral puede tener también un fuerte simbolismo. Una forma fácil de hacerlo es buscar un palo largo y colocarlo atravesado en el sendero. Mirando hacia el bosque, coloca el palo en el suelo delante de ti. Sumérgete en la percepción consciente de tu cuerpo, en el lugar exacto en que estás y en la particular cualidad del momento. Recuerda con firmeza tu intención. Pronúnciala en voz alta, para que el bosque la oiga. Pide apoyo al bosque. Dile cuánto tiempo le vas a dedicar. Pídele que te proteja y te ayude a estar presente. Ofrécele humildemente tu corazón abierto y dócil. Expresa tu gratitud y tu amor al bosque y promete que lo tratarás con ternura.

> **Recuerda con firmeza tu intención**. *Pronúnciala en voz alta, para que el bosque la oiga.* **Pide apoyo al bosque**. *Dile cuánto tiempo le vas a dedicar.*

Detente un momento a escuchar su respuesta. El viento sopla entre las ramas, un pájaro trina, un zorro asoma el hocico y luego desaparece entre los matorrales. El bosque tiene muchas maneras de decir: «Te oigo. Te doy la bienvenida». Por último, pasa por encima del palo. Ahora comienza tu baño de bosque.

Ese umbral donde se inicia el paseo recibe el nombre de «umbral de conexión». Cruzarlo es una ceremonia auspiciosa en este *estado liminar* hacia un espacio de tiempo cualitativamente distinto que se abre «entre» dos periodos de vida ordinaria. En la psicología junguiana, el estado liminar es aquel en que la imaginación está particularmente viva. Nos hacemos receptivos a las percepciones y experiencias que quedan fuera de lo cotidiano, y que desempeñan un papel importante y necesario en nuestro desarrollo personal. En el estado liminar, podemos escapar de la existencia mecánica de la vida que «nos viene dada» y establecer contacto con nuestro irrepetible ser individual.

El uso consciente de umbrales amplifica la cualidad de lo liminar. No hace falta que hagas ningún esfuerzo por crearla durante el paseo. Se presenta espontáneamente, y si intentas hacer que ocurra, solo conseguirás interferir. Lo liminar opera en el ámbito de la sincronicidad. Relájate, no intentes hacer lo debido; báñate de bosque y confía en que el bosque te ayudará.

Una vez que hayas cruzado el umbral, si has usado un palo retíralo del sendero y ponlo donde no vaya ser un obstáculo para nadie. Déjalo cerca para poder usarlo de nuevo al final del paseo y establecer el «umbral de incorporación». Todo ello te da la oportunidad de experimentar una particular sensación de

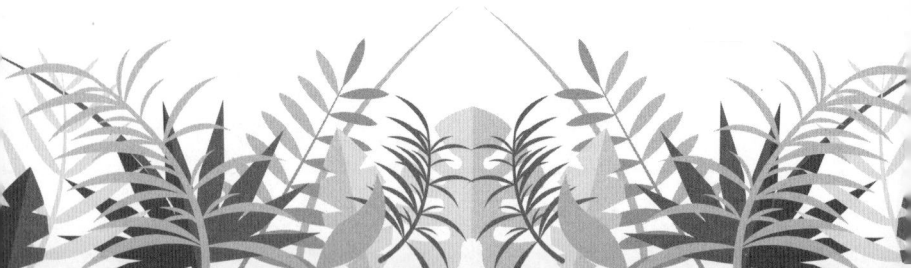

compleción cuando al final retornes al punto de partida, de hacer del paseo una experiencia de umbral a umbral.

3. LOS PLACERES DE LA PRESENCIA

Una vez que hemos cruzado el umbral de conexión y hemos empezado el paseo de baño de bosque, prestamos atención a tres cosas: percibir nuestros alrededores, percibir las sensaciones corporales y percibir que los sentidos nos ponen en contacto con el bosque. Durante los primeros quince o veinte minutos de la experiencia no necesitamos ir a ninguna parte; permanecemos de pie o sentados en un mismo sitio. Quedarnos así en un mismo lugar establece una disposición mental que determinará el ritmo del paseo entero. A veces es tan rica la diversidad que se descubre en esta primera etapa que el baño de bosque transcurre de principio a fin en el punto de partida.

Durante la fase de los «placeres de la presencia» haremos un atento recorrido mental del cuerpo y los sentidos que contribuirá a que sea un paseo de inmersión plena.

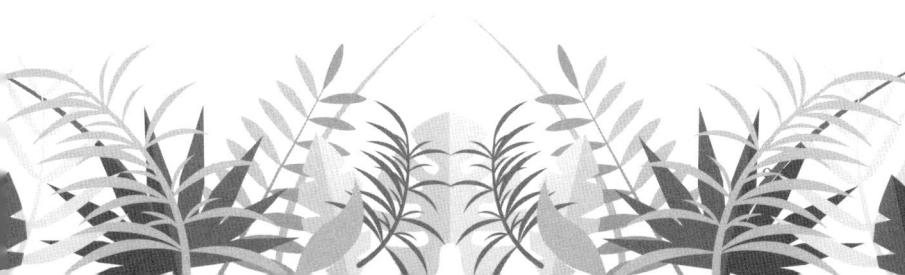

Lee las instrucciones con antelación y familiarízate con ellas, no les eches solo un vistazo rápido. Si estás en grupo, tal vez alguien podría leerlas con calma en voz alta. Quizá descubras que los primeros quince minutos de paseo son un auténtico placer.

La invitación dice así:

Respira lenta y profundamente varias veces seguidas. Toma conciencia de tu cuerpo, percibe la sensación que te produce estar sostenido por la tierra que hay bajo tus pies. Percibe el cielo y los demás seres vivos que haya cerca.

La siguiente parte resulta más fácil si se trabaja con una piedra, aunque puede hacerse con las manos vacías. La piedra ideal es aproximadamente del tamaño de una manzana y tiene masa suficiente como para que requiera cierto esfuerzo sostener su peso al extender el brazo. Tampoco debería pesar tanto que suponga un esfuerzo excesivo sostenerla en una mano mientras mueves los brazos. El objetivo es que el peso de la piedra te ayude a notar las sensaciones de los huesos, los tendones y los músculos con más claridad.

Con una piedra en la mano y los pies separados, en línea con la anchura de los hombros, mueve lentamente los brazos. Para reducir las distracciones visuales, quizá te ayude hacerlo con los ojos cerrados. Extiende los brazos hacia los lados y luego hacia el frente. Hazlo con calma y muévelos despacio, con la atención siempre puesta en las sensaciones corporales. Cuando sostienes la piedra delante de ti, ¿sientes cómo las ondas de su presencia se propagan a todos los músculos hasta llegar a la punta de los pies? ¿Qué pasa si doblas los dedos de los pies: se crea una onda de vuelta? Improvisa, juega a probar otras formas de movimiento que te permitan explorar los músculos y los huesos. Esto te ayudará a empezar el paseo siendo consciente de tu corporeidad. Hazlo entre dos y cinco minutos, luego deja la piedra.

> **Con una piedra en la mano y los pies separados**, en línea con la anchura de los hombros, mueve lentamente los brazos. Para reducir las distracciones visuales, quizá te ayude hacerlo **con los ojos cerrados**.

Sentido del tacto: Con los ojos aún cerrados, dirige la atención a la piel. Siente de qué modos entra el bosque en contacto contigo. Sostén ante ti las manos abiertas con las palmas hacia delante, a modo de sensores. Nota las sensaciones en la piel. ¿Sientes el aire? ¿Hay diferencias de temperatura? ¿Qué sientes en la cara? ¿Y en el cuello? ¿Notas sensaciones distintas en distintos lugares? ¿Van cambiando las sensaciones? Quizá percibas algún modo en que el bosque te toca que te hace sentirte a gusto, un regalo de simple placer. Acógelo y saboréalo; bríndale tu hospitalidad. Explora el sentido del tacto entre dos y cinco minutos.

Sentido del oído: ¿Qué sonidos hay a tu alrededor? Percibe la diversidad de sonidos. ¿Cuáles suenan cerca, y cuáles llegan de más lejos? ¿Cuál es el sonido más distante que oyes? ¿Cuál el más sutil? ¿Detectas algún ritmo o secuencia que se repita en lo que oyes? ¿Interactúan los sonidos unos con otros? ¿Se combinan, como acordes o una sinfonía? Puedes exagerar el sonido de la respiración lo suficiente para que se mezcle con los sonidos que te rodean; ¿qué sensación te produce formar parte de la sinfonía de ese lugar? Percibe, dentro de la experiencia del sonido, cualquier placer que sientas. Deja que ese placer encuentre un hogar en ti. Escucha de este modo durante al menos tres minutos antes de seguir adelante.

Sentido del gusto: ¿Qué sabores te ofrece el bosque en el aire que respiras? Aspira profundamente con la boca abierta y explora el aire cuando pasa por encima de la lengua. ¿A qué sabe? ¿Qué textura tiene? ¿Qué te ofrece el bosque en este momento, en este lugar, este día, cuando aspiras sus complejas ofrendas? Tal vez te cree una sensación placentera el modo en que el aire entra en tu cuerpo. Al espirar, igual te preguntas cómo recibe el bosque tus exhalaciones. ¿Hay algo que quieras ofrecerle transportado en tu espiración? ¿Puedes a tu vez devolverle placer? Respira así durante al menos tres minutos antes de continuar.

Sentido del olfato: Inspirando por la nariz, nota los aromas que te ofrece el bosque. En el curso del próximo minuto, ¿cambian los olores mientras los exploras? Puedes mover la cabeza de un lado a otro, como haría un sabueso para seguir el rastro de un olor, y arriba y abajo, invitando y percibiendo. Si te agachas para que la nariz esté más cerca del suelo, ¿cambian los olores? ¿Te evoca algún sentimiento lo que hueles? Examina así los olores durante al menos un par de minutos antes de seguir.

El radar interno y el sentido de la vista: Con los ojos cerrados, extiende las manos hacia los lados, cerca de las caderas, y vuelve las palmas hacia delante. Percibe con el cuerpo entero todo lo que te llega de la dirección en la que estás orientado. Al girarte, nota qué sientes dentro. Imagina que tu cuerpo tiene una especie de radar, por el que tus sensaciones registran contactos invisibles en lo que te rodea. Gira lentamente en círculo hasta encontrar la orientación que te siente bien: la dirección que tu radar interno reconoce como una buena orientación.

Cuando estés seguro de que es la orientación adecuada, abre lentamente los ojos. Deja que el bosque se te revele como sin nunca antes lo hubieras visto. No hay prisa; puedes contemplarlo aproximadamente durante el tiempo que tardaría en procesar una imagen una cámara Polaroid. Imagina que la película está dentro de ti, y que en ella se está creando una impresión de tu imaginación. Para ayudarte a procesar e incorporar esa imagen interna, haz un gesto o movimiento. Procura que ese gesto sea una expresión espontánea de tu cuerpo; no lo pienses demasiado, deja que el cuerpo se mueva guiado por lo que sientes.

Date cuenta de lo que percibes

Después de la invitación «placeres de la presencia», dedica unos momentos a tomar consciencia de lo que percibes, como se explicaba en el capítulo tres, empleando la frase «En este momento percibo…».

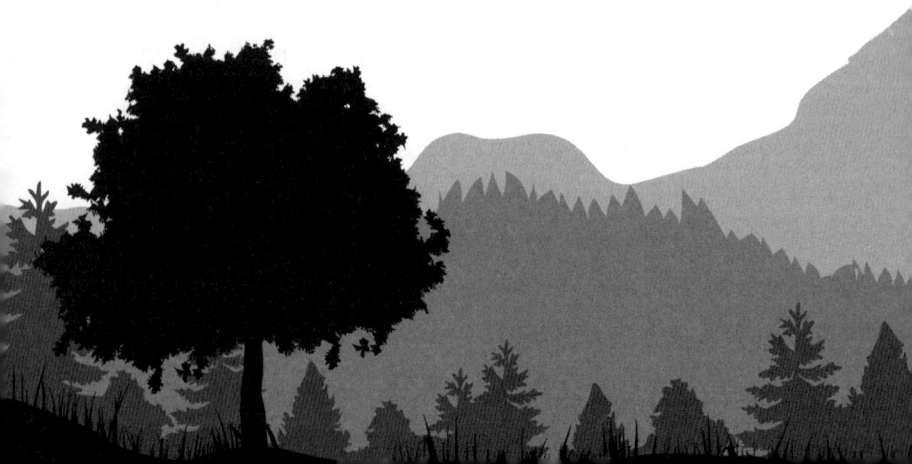

4. QUÉ ESTÁ EN MOVIMIENTO

La invitación es sencilla: camina despacio, percibiendo en silencio lo que está en movimiento en el bosque. Siempre hay movimiento, incluso cuando todo parece estar absolutamente quieto. Las hebras de una tela de araña flotan en el aire, los árboles se mecen en la brisa, los pájaros pasan volando y las ardillas trepan por las ramas, las briznas de hierba se inclinan, los insectos se arrastran. Cambian sin cesar la forma y el sonido de los riachuelos. Dentro también hay movimiento. Tu movimiento interior no puede evitar reflejar el movimiento del mundo que te rodea, y viceversa. El sonido balsámico de la brisa se reflejará dentro de ti como un sentimiento de calma; a su vez, la calma que emana de ti animará a las ardillas y a los pájaros a no huir cuando te acercas.

Hasta que nos acostumbramos, caminar despacio más de unos minutos resulta, paradójicamente,

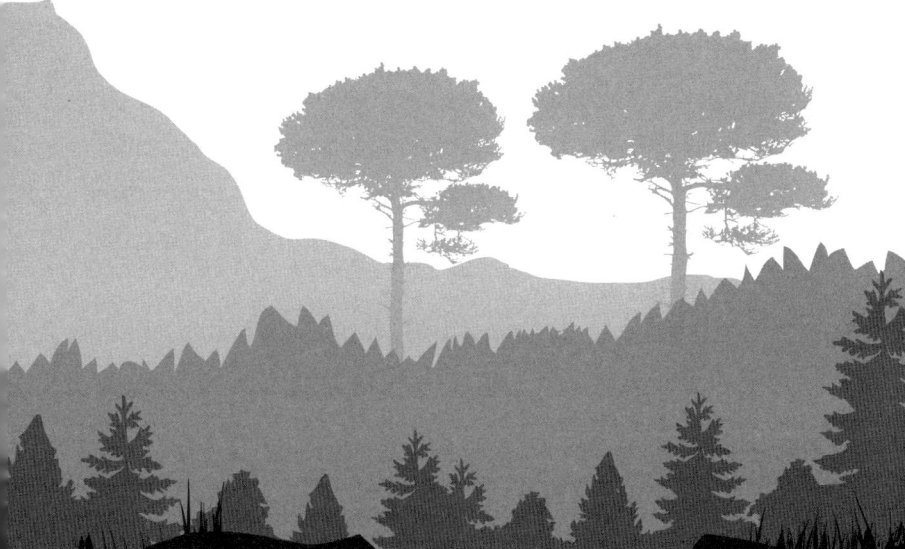

agotador. Los meditadores experimentados sabrán de lo que hablo. ¿Qué pasa cuando te sientas quieto y en silencio? Lo primero: la mente se acelera. Más exactamente, te das cuenta de lo acelerada que está la mente; es a lo que se llama «mente de mono». Cuando meditas, te sientas y permaneces inmóvil, y un cuerpo quieto ayuda a aquietar la mente. Poco a poco se calma y empieza a centrarse. Es muy común durante los baños de bosque descubrir de repente que nos hemos acelerado y estamos caminando a nuestro paso habitual. Es porque hemos perdido la concentración; la mente se ha acelerado y el cuerpo automáticamente ha igualado el ritmo. Podríamos llamar a esto «cuerpo de mono», como expresión exterior de la mente inquieta. Dado que la mente y el cuerpo son una sola entidad, ralentizar el cuerpo calmará también la mente.

El eterno movimiento del bosque le da a nuestra mente algo interesante a lo que atender. Así como en la meditación la respiración está siempre presente y es fácil de observar, en el bosque siempre hay algo en movimiento. La mente se distraerá, y aparecerán pensamientos de toda clase. Cuando ocurra, con delicadeza dirige nuevamente la atención a lo que esté en movimiento.

Cuando te des cuenta de que automáticamente has acelerado el paso, detente por completo un instante. Es una oportunidad de prestar toda tu atención a algo en concreto, y percibir su movimiento. Tras una breve pausa estarás preparado para continuar paseando despacio.

Te recomiendo que camines así durante al menos quince minutos, el tiempo suficiente para que la mente pase por varios ciclos de distracción y calma. Notarás que la calma interior es más fácil de recuperar y más estable cada vez que vuelvas a caminar despacio y a prestar atención a lo que está en movimiento.

> *El* **eterno movimiento del bosque** *le da a nuestra mente* **algo interesante a lo que atender.** *Así como en la* **meditación** *la* **respiración** *está siempre presente y es fácil de observar, en el bosque siempre hay algo en movimiento.*

Date cuenta de lo que percibes

Después de la invitación «¿Qué está en movimiento?», dedica de nuevo unos minutos a tomar consciencia de lo que percibes.

5. DEPENDE

«Depende» es la fase en que, dentro del marco de la secuencia estándar, los bañistas de bosque pueden elegir entre infinitas posibilidades.

En el bosque, las invitaciones nos llegan de todas partes. La hierba nos invita a tumbarnos en ella. Las nubes nos invitan a contemplarlas. El halcón nos invita a extender los brazos a modo de alas y caminar como si estuviéramos volando. La parte empinada del sendero nos invita a caminar más despacio y notar cómo desplazamos el centro de gravedad. El gusano nos invita a explorar la tierra. Son invitaciones simples, fáciles de descubrir. Si estás con un grupo, puedes convertirlo en un juego, y contar por turnos vuestro descubrimiento a los demás: «Soy un árbol caído. Te invito a que camines por encima de mí». «Soy un arroyo cantarín. Te invito a que encuentres el modo de sumar tu música a la mía». Las posibilidades no tienen fin. Fíjate en el formato: el *nombre* te invita al *verbo*. A esta fórmula se la llama «la invitación infinita».

Con el tiempo te harás un experto en descubrir qué invitaciones te ofrece el bosque. Aprenderás a fluir dentro de la singular configuración de quien eres, del lugar donde estás en el bosque y el momento en que estás en él, con todas las criaturas y elementos y con todo lo que sucede dentro y fuera de ti.

El siguiente capítulo, dedicado a las invitaciones, contiene una muestra de los cientos de propuestas que hemos probado mis compañeros y yo cuando hemos hecho de guías. De entre todas, estas son las «dignas de conservar», una vez comprobado que siempre propician una experiencia gratificante. Prueba aquellas que te despierten curiosidad, y quizá una o dos que no te seduzcan demasiado.

6. SIÉNTATE A OBSERVAR EN SILENCIO

Esta es una práctica muy sencilla y de efectos sorprendentes. Es uno de los mejores métodos de conexión con la naturaleza; favorece la curación, nos ayuda a tomar

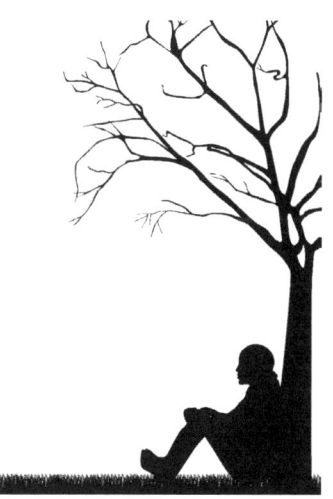

consciencia de nosotros mismos y de los demás y estrecha nuestra relación con el mundo que se extiende más allá de lo humano. Cuando se hace en el contexto del baño de bosque, puede considerarse una práctica incluida dentro de otra.

Aunque el mejor momento para sentarnos a observar en silencio es hacia el final del paseo, no se trata de hacer un análisis sobre lo que hemos experimentado. Si lo practicamos al final del baño de bosque, justo antes de la ceremonia del té, es porque nos encontramos en un estado mental relajado y atento que es ideal para sentarnos en silencio. No es una práctica formal de meditación, y no hay en ella más expectativa que la de encontrar un lugar que nos resulte agradable y sentarnos en él. Tal vez quieras tomar algunas notas, pero escribir puede distraerte e impedir que adviertas multitud de cosas que de otro modo quizá se habrían dado a conocer.

Una experiencia muy común cuando nos sentamos a observar en silencio es «la revelación lenta». Cuanto más tiempo estés sentado, más percibirás. Puede que lleves sentado quince minutos antes de advertir las florecillas que crecen justo delante de ti. Puede que pasen veinte minutos antes de que el zorro asome con timidez el hocico por el arbusto para olfatear mejor a ese humano inusualmente tranquilo. En la relativa quietud que nos envuelve, una quietud interior aflora también; cuando lo hace, es posible que los demás seres de la zona respondan mostrándose más abiertamente. Una sentada prolongada y paciente se recompensa con nuevas percepciones. Pero no porque estés pendiente de curiosidades que captar, cual cazador al acecho; se trata más bien de dejar que las cosas se revelen cuando decidan hacerlo.

Veinte minutos son un buen periodo mínimo para estar sentados en silencio y observar. No solo durante los baños de bosque. En tu vida ordinaria puedes buscar también un sitio al que te resulte fácil acudir, y practicar con regularidad la observación silenciosa. Podría ser el jardín de tu casa. Proponte hacer al menos tres sesiones de veinte minutos o más a la semana. Muchos bañistas de bosque sienten que ese tiempo de estar sentados en silencio es un puente ideal entre uno y otro baño de bosque.

7. LA CEREMONIA DEL TÉ

Una manera ideal de empezar la transición y poner fin al baño de bosque es preparar una infusión y compartirla con los compañeros de paseo. Lo llamamos la ceremonia del té, pero no tiene por qué atenerse a unas pautas estructuradas. No es igual que la ceremonia del té japonesa ni intenta reproducir las convenciones sociales de la tradicional hora del té británica. Es simplemente otro agradable momento del baño de bosque. Aun así, en todo el mundo, los guías de baños de bosque se deleitan en disponer un juego de té y acompañar el momento con una ceremonia que exprese su particular forma de practicarlos. Personalmente, prefiero hacer una «infusión del sendero» con plantas aromáticas y medicinales que haya recogido por el camino. Por supuesto, si no conoces las del bosque por el que paseas y no sabes con seguridad cuáles pueden usarse sin peligro, puedes llevar de casa un termo de té.

Quizá podría resultarte interesante que algún herborista experto de tu zona te diera una clase. Probablemente, con el tiempo, tengas suficientes conocimientos como para poder hacer una infusión del sendero con toda confianza.

Cuando recojas plantas por el camino, hazlo con respeto. En general, guíate por la ética de la ternura. Deja que el corazón te guíe. Evita causar daños innecesarios a las plantas cuando recojas sus hojas, y no recojas aquellas que no crezcan en abundancia.

Ten en cuenta las regulaciones que atañen a la recogida de plantas; si no está permitido tocarlas porque la excursión se hace en un parque nacional u otro lugar en que existan prohibiciones, bien puedes pedir un permiso especial en la oficina de gestión territorial o bien recoger las plantas en otro lugar y llevarlas a la excursión. Si son de la misma especie que las que crecen en el sendero por el que guías el paseo, es una buena opción.

> *Cuando recojas plantas por el camino, hazlo con respeto. En general,* **guíate por la ética de la ternura**. *Deja que el corazón te guíe.*

Fuera de temporada, puedes usar plantas que hayas recogido en otros momentos y hayas secado para el invierno. Otra posibilidad es comprarlas en una herboristería. También en este caso, busca las mismas especies que crezcan en el sendero.

En buena parte, lo que confiere a una actividad común como es tomarse un té una cualidad de ceremonia es la calidad de la atención que se le presta. Haz de la ceremonia del té una transición entre las circunstancias especiales del baño de bosque y la vuelta a la normalidad de lo cotidiano.

8. EL UMBRAL DE INCORPORACIÓN

Si marcaste el umbral de conexión para empezar el paseo, vuelve al mismo lugar, o elige otro, para cruzar un segundo umbral y ponerle fin formalmente. A este segundo umbral se le llama «umbral de incorporación». Se inicia durante la ceremonia del té, cuando el tiempo liminar del baño de bosque da paso a una vuelta a las actividades comunes, como tomar un refrigerio y conversar. Igual que hiciste al principio, una sencilla ceremonia al terminar es una demarcación clara con la que puedes celebrar el final de la experiencia.

Párate en el umbral y piensa en los regalos que has recibido durante el paseo. Invítalos a entrar en tu conciencia más profunda, allí donde sabes que estos regalos seguirán vivos dentro de ti. Esto es lo que significa *incorporación*: integrar en el cuerpo, *in-corpus*. Da un paso y cruza el umbral. Deja atrás lo liminar y regresa a la vida ordinaria, portando ahora todo lo que te ha dado el bosque.

***

En el viaje de vuelta a casa, cuida de estar atento. A veces los practicantes de baños de bosque se quedan en un estado un poco alterado, como de ensoñación, durante más o menos una hora después de terminar. Es posible que te sientas profundamente relajado y te entren ganas de echar una cabezada. Ten en cuenta estas posibilidades y busca la manera de darles cabida para no correr riesgos innecesarios.

5

EL BOSQUE TE INVITA

He ordenado la siguiente muestra de invitaciones atendiendo al ancestral esquema de los cuatro elementos: tierra, aire, fuego y agua. En la mayoría de ellas, menciono además los sentidos que participan principalmente.

INVITACIONES DE LA TIERRA

Sentimos que la tierra se alza para sostenernos cada vez que damos un paso. Nuestro cuerpo está magníficamente construido para que la tierra, con el abrazo de la gravedad, lo sostenga a la perfección cuando caminamos erguidos o nos tumbamos en una pradera a contemplar las nubes. Las invitaciones de la tierra cultivan nuestra conexión con el mundo físico en el que se desarrolla nuestra vida.

Andar descalzos (Tacto)

Las plantas de los pies están llenas de terminaciones nerviosas que estimulan el cuerpo entero. Muchos promotores de salud insisten en que debería formar parte de nuestro régimen de salud habitual caminar descalzos al menos media hora al día. En los últimos tiempos, los defensores de la «conexión a tierra» sostienen que los zapatos nos aíslan de las corrientes eléctricas que fluyen por el suelo y que son esenciales para nuestro bienestar.

> *Muchos promotores de salud insisten en que debería formar parte de nuestro régimen de salud habitual* **caminar descalzos al menos media hora al día.**

Cuando hace buen tiempo, suelo darme los baños de bosque en zapatos abiertos. Esto me permite descalzarme con facilidad cuando el sendero es liso o arenoso o el mantillo que lo cubre es lo bastante mullido como para que los pies no sufran. Cuando llego a un tramo pedregoso, puedo calzarme de nuevo. A veces sigo descalzo y practico el caminar pausado y atento. Me doy cuenta de que si mantengo el corazón tranquilo y no tenso el cuerpo, incluso aunque el terreno sea escabroso puedo caminar por él cómodamente sin zapatos.

Tierra fresca (Olfato, vista, tacto, gusto)

¡Qué sustancia tan maravillosa es la tierra, tan intensamente llena de vida! A veces cuando me paro con el grupo para formar un círculo de la palabra, advierto un pequeño montón de tierra limpia que acaba de remover una taltuza (¿cuáles son en tu zona los animales que excavan madrigueras y al hacerlo dejan montoncitos de tierra fresca?). Asociado durante unos instantes con ese pequeño mamífero subterráneo, recojo un puñado de tierra y lo utilizo a modo de bastón de la palabra. Rebosa de aroma y textura, y la sorpresa de ir pasándolo de mano en mano crea un momento de ingravidez. Cuando ha dado la vuelta al círculo, todos tenemos las manos un poco sucias. Acercamos la nariz y aspiramos ese olor a tierra fresca. Al hacerlo, ¿qué recuerdos se nos vienen al cuerpo y a la mente? En mi caso, el olor a tierra fresca evoca las manos de mi abuelo que trabajan la tierra de su exuberante jardín. Es un recuerdo cargado de fuerza emocional que atraviesa los años y me conecta sensorialmente con esa admiración propia de la niñez.

Vuelve a tocar con las manos el suelo del bosque, luego lame los restos que te hayan quedado en los dedos. Los estudios muestran que nos hacemos más resistentes a las enfermedades cuando nuestra alimentación contiene restos de tierra (siempre, claro está, que sea tierra limpia, y no tierra contaminada por toxinas artificiales).

El mantillo que cubre el suelo del bosque —esa rica mezcla de hojas en descomposición, hierbas y

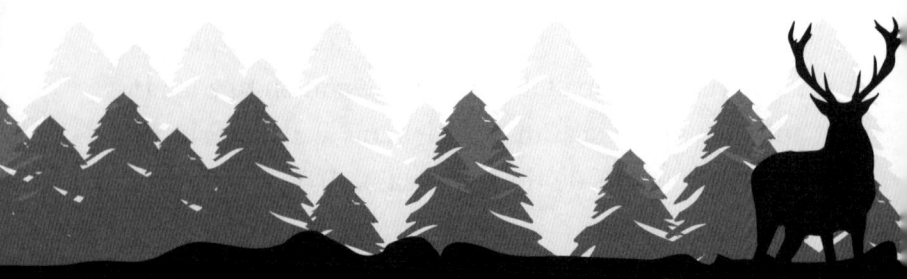

hongos— tiene más textura que la simple tierra, y un puñado de mantillo contendrá probablemente algún que otro bichito. Puedes recoger un puñado y explorarlo con la vista, el tacto y el olfato; si tienes suficiente espíritu de aventura, prueba a ver a qué sabe. Date cuenta de lo que percibes.

A la vista de lo que has recibido, ¿qué puedes darle tú a la tierra?

El suelo del bosque (olfato, vista, tacto)

Explora a gatas un trozo de suelo de bosque. Puedes llevar una lupa para hacerlo. Tómatelo con calma. Date cuenta de lo que percibes. Esta es una invitación estupenda para un día de lluvia, si llevas ropa impermeable.

Percibe los rastros de los animales (Vista, radar interno)

A menudo se ven rastros de animales en el suelo del bosque. Cuando te encuentres con un grupo de huellas de ciervo, o tal vez con las huellas de otro mamífero, cerca de un riachuelo, o la marca ondulada que ha dejado a su paso una serpiente en el camino

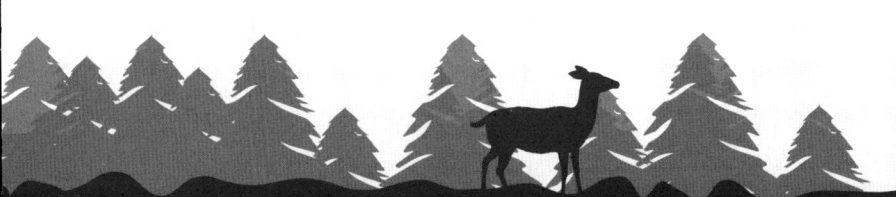

polvoriento, párate y míralas con atención. Pon la mano en ese lugar del sendero, por ejemplo sobre la huella que ha dejado la pezuña de un ciervo. ¿Eres capaz de sentir algún vestigio de la presencia de ese animal? En voz alta, describe las sensaciones o impresiones que tienes. Después de establecer así una conexión con ese rastro animal, cierra los ojos mientras sigues en contacto con el suelo. Relájate y deja que la intuición perciba dónde se encuentra el animal en este momento. Con los ojos todavía cerrados, apunta en la dirección que tu cuerpo percibe. Si lo estás haciendo en grupo, cuando todos los participantes apuntáis en la dirección que cada uno sentís, abrid los ojos todos a la vez y comparad las sensaciones. ¿Qué percibes tú?

La alegría de las pequeñas cosas (Vista, percepción del corazón, radar interno)

Mientras deambulas por el bosque, fíjate en las pequeñas cosas que hay en el suelo. ¿Cuáles te llaman la atención? Recoge más o menos una docena de ellas y luego busca un lugar donde puedas colocarlas

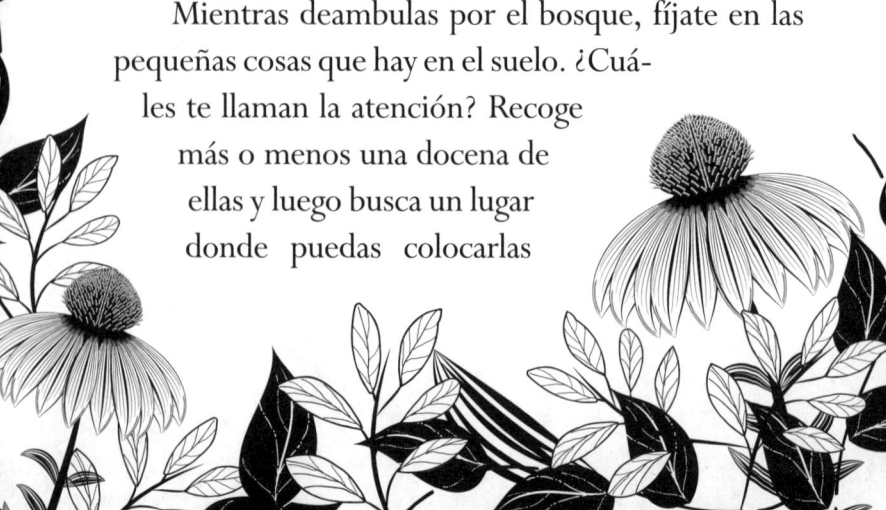

juntas. Deja que la forma de disponerlas surja espontáneamente. A continuación sigue deambulando y busca más objetos; regresa y añádelos a los anteriores. Si lo estás haciendo en grupo, cada persona puede crear su composición o podéis crear una todos juntos. ¿Qué percibes?

Teléfono floral (Percepción imaginal)

Esta invitación se hace con una flor u otro vegetal enraizado. Imagina que las raíces de la planta están fuertemente conectadas al *Internet* milenario y más potente que se pueda imaginar, un sistema global de comunicación que enlaza con la tierra a todas las plantas y organismos. Puedes hablarle a la flor para «telefonear» a la tierra. Ten una conversación con ella, que empiece con una salutación. No tengas prisa por recibir sus respuestas. Deja que la imaginación te guíe. Después de esta invitación, los miembros del grupo pueden contarse por parejas la experiencia. Es una magnífica invitación para hacer el Día de la Madre; puedes tener una afectuosa conversación con la «madre tierra», ¡incluso hacer con ella una merienda campestre!

Gravedad (Propiocepción)

Esta es una invitación que aprendí estando en Japón. En una suave pendiente, extiende una tela lo bastante grande como para tenderte encima. La que usó el guía japonés era ligeramente resbaladiza. Túmbate bocarriba, pero con la cabeza en la parte inferior de la tela. Siente la suave atracción gravitatoria; deja que la tela se deslice lentamente pendiente abajo. Hazlo durante un par de minutos.

Busca una piedra aliada (Percepción imaginal)

¿Quién no ha recogido una piedra alguna vez y se la ha llevado a casa? He conocido a muy poca gente que no tuviera una piedra con cierto valor sentimental en su casa o en el jardín, quizá una piedra traída como recuerdo de una tierra lejana. Las piedras han hecho largos viajes durante cientos de miles de años; algunas han cruzado hasta varios continentes. Han estado sometidas a continua remodelación, bañadas en fuego, retenidas en las profundidades por el abrazo de la tierra e inspeccionadas en la superficie por la luz del sol, de la luna y de las estrellas. Unas pocas han viajado desde otros planetas. Hay un número infinito de piedras en el planeta Tierra y sin embargo cada una de ellas es única. Y hay tradiciones en las que a las piedras se las cree poseedoras de espíritu.

Esta invitación consiste en encontrar un lugar donde haya una abundante diversidad de piedras de distintos tamaños, desde el de una pelota de golf hasta el de una naranja. Las orillas de los arroyos suelen ser un sitio ideal.

> **Las piedras han hecho largos viajes** *durante cientos de miles de años; algunas han cruzado hasta varios continentes.*

Deambula y observa qué piedra te llama la atención. Si hay peligro de que pueda haber un escorpión o una serpiente venenosa escondidos debajo, levántala con mucho cuidado para asegurarte de que no va a atacarte ningún bicho. El hecho en sí de encontrar una piedra es ya una invitación. Puedes pararte aquí mismo y darte cuenta de lo que notas.

También podrías continuar explorando una o más de las siguientes invitaciones de las piedras, que constituyen una subcategoría de las invitaciones de la tierra. Algunas se pueden hacer en solitario; para otras, hay que trabajar en parejas.

Sostener la piedra (Vista, tacto, olfato, propiocepción, percepción imaginal)

Sostén la piedra. Explórala con la vista. Luego, cierra los ojos; continúa explorándola con el tacto.

Fíjate en todo lo que la hace tan singular. Imagina el viaje que esa piedra ha vivido y que la ha traído hasta este momento: ¿Cuántos años, milenios o eras han pasado? ¿Qué cambios han experimentado en ese tiempo el paisaje y el clima? ¿A qué profundidad ha estado enterrada y sumergida en las aguas? Tal vez tiene una larga historia que contarnos, si sabemos escuchar. Quizás ha acumulado sabiduría y paciencia, y la capacidad de recibir y soportar presión y distensión extremas.

> *Imagina el viaje que esa piedra ha vivido y que la ha traído hasta este momento:* **¿Cuántos años, milenios o eras han pasado?**

Experimentar la corporeidad con ayuda de las piedras
(Propiocepción, radar interno, percepción del corazón)

Con los ojos cerrados, sostén la piedra con las dos manos, cerca del corazón. Siente su presencia. Ahora, sosteniéndola con una sola mano, apártala despacio del pecho y sitúala delante de ti. Percibe cualquier sensación que experimentes en el cuerpo. ¿Cómo se manifiesta el peso de la piedra en las distintas partes del cuerpo?

Con los ojos cerrados, mueve la piedra lentamente a tu alrededor, de lado a lado, de arriba abajo, en círculos, atento continuamente a las sensaciones del cuerpo. Fíjate en si hay algún punto en cada arco de movimiento donde el cuerpo se sienta especialmente bien.

Con los ojos todavía cerrados, intenta doblar los dedos de los pies en dirección a la tierra y observa si, al hacerlo, cambia lo que te hace sentir la piedra. Dóblalos ahora hacia arriba a ver qué pasa.

Sigue con los ojos cerrados y, en vez de mover deliberadamente la piedra, relájate y deja que te guíe. ¿Hacia dónde quiere ir? ¿Cómo quiere que la muevas? Como si estuvieras bailando, deja que la piedra te lleve.

Con los ojos aún cerrados, vuelve a acercarte la piedra al corazón sosteniéndola con las dos manos. Siente su presencia.

Dentro de un momento –pero todavía no– abrirás los ojos y verás la piedra otra vez, quizá de forma nueva. Sostenla delante de ti con ambas manos. Ahora, abre los ojos. Dedica unos instantes a explorarla con los ojos y las manos.

Pídele ayuda a una piedra (Percepción imaginal, percepción del corazón)

A veces acudimos a darnos un baño de bosque cargados de toda suerte de preocupaciones y problemas, distraídos. Somos así; tenemos una mente inquieta. Estar en el bosque hace que la mente se calme poco a poco de modo natural; aun así, puede que tengamos alguna preocupación de la que no conseguimos librarnos y que nos distraerá durante el paseo. Una piedra aliada puede servirnos de «piedra de preocupación», y esta es una forma muy eficaz de invocar el apoyo del mundo que se extiende más allá de lo humano. Es una forma de asociación con la naturaleza que puede ayudarnos a estar presentes y a tomar consciencia de nuestra corporeidad.

Sostén la piedra pegada al corazón y, mentalmente o en un susurro, pregúntale si querría *guardarte* esa preocupación mientras te bañas de bosque y evitarte así tener que cargar con ella todo el camino. Probablemente, sea cual sea la causa de tu preocupación, tendrás tus razones para que te inquiete; debes entender, por tanto, que la piedra te permitirá recuperarla después del paseo si así lo deseas, aunque para entonces quizá tengas una perspectiva distinta de aquello que te preocupaba y tal vez te parezca que algo ha cambiado.

Cuando estés listo, deja la piedra en un sitio donde puedas encontrarla más tarde. Si quieres, puedes expresar en voz alta lo que le has pedido que te *guarde*, o quizá prefieras que sea confidencial y que quede entre tú y los seres piedra.

PRESENTA A TU PIEDRA (Percepción del corazón, percepción imaginal)

Esta invitación se hace por parejas.

Hazle una presentación de tu piedra a otro miembro del círculo. Háblale de la experiencia que has vivido con ella y escucha la del otro participante con la suya. A continuación, intercambiaos la piedra. ¿Qué sensación te produce sostener una piedra diferente? ¿Qué sensación te produce sostener una piedra que ha ayudado a otra persona a hacer su viaje?

Deja que el corazón y tu piedra te indiquen cómo poner fin a la interacción.

INVITACIONES DEL AIRE

Hay una escena en la película de 2006 *Sin miedo*, protagonizada por Jet Li, en la que el personaje de Li está una región remota de China donde los aldeanos cuidan de él mientras se cura de un trauma físico y emocional. Se le ve trabajar con ellos en un arrozal, en contacto con la tierra, con el agua hasta los tobillos, bajo el sol abrasador. De repente, el aire trae el sonido de las cañas de bambú que entrechocan en la ladera de la montaña agitadas por una ráfaga de viento. Los aldeanos dejan las herramientas, se giran hacia el bosque y abrazan el viento con los brazos extendidos. Es un momento conmovedor. La relación entre la gente y el cielo es palpable; saben que el viento, lo mismo que el agua, el arroz y el sol, es esencial, que es el aliento de la vida. Es un momento de sencilla y humilde celebración. Es honrar una relación.

Este es el elemento aire, que interviene en todo lo que tiene que ver con respirar, oler y percibir lo que está en movimiento. Hay muchas posibilidades. Estas son algunas ideas.

Respirar el bosque (Propiocepción, olfato, gusto)

Todas las experiencias de baño de bosque que viví en Japón incluían el *shinrin kokyū*, o «respiración del bosque». Pese a lo importante que es la respiración, muchos acostumbramos a respirar de un modo superficial, lo que significa que la sangre no se oxigena por completo. Respirar correctamente ha formado

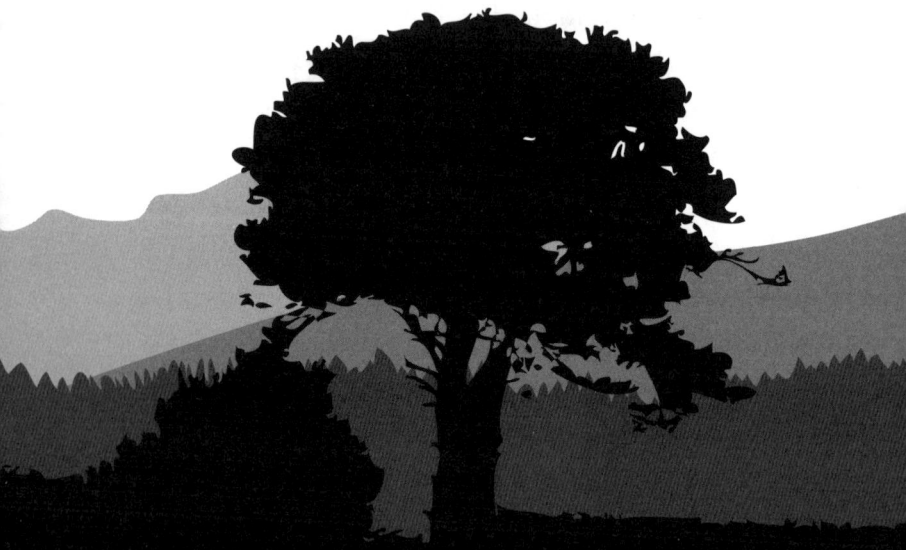

parte de muchas prácticas terapéuticas desde tiempos inmemoriales. En el bosque, los beneficios se multiplican porque el aire tiene una proporción mayor de oxígeno limpio y puro, que emana directamente de los árboles. El aire está además cargado de fitoncidas, y en algunos lugares, cerca de una cascada por ejemplo, se llena de iones negativos, que tienen también efectos positivos en nuestro cuerpo.

Cada guía enseñaba a respirar profundamente de un modo distinto, pero el principio general era siempre el mismo. Este es un ejemplo: «Inspira lentamente durante ocho segundos, expandiendo plenamente el diafragma y sacando el abdomen. Retén el aire cinco segundos. Luego, espira lentamente durante diez segundos. Repítelo al menos cinco veces». Nuestros guías nos recomendaban que hiciéramos de diez a veinte ciclos de *shinrin kokyū* dos veces al día.

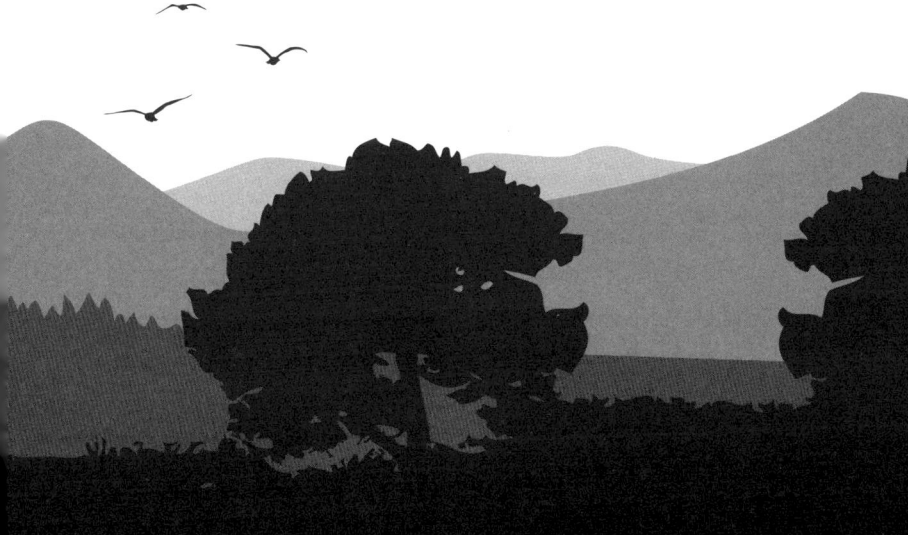

Las invitaciones a respirar el bosque se hacían normalmente hacia la mitad del trayecto. Me di cuenta de que después me sentía renovado, con más vitalidad y energía durante el resto del paseo.

NADA QUE LOGRAR (Ningún sentido, todos los sentidos)
Prueba esto durante una parte del paseo: olvídate de querer conseguir nada. Permítete no tener ningún objetivo, nada que hacer, nada que alcanzar. Ni siquiera intentes no querer conseguir nada. No intentes hacerlo; hazlo. Date cuenta de lo que percibes.

RESPIRACIÓN DE RECIPROCIDAD (Percepción imaginal, percepción del corazón)
Al inspirar, date cuenta de lo que recibes de los árboles. Al espirar, date cuenta de lo que a tu vez les das. Inspirando profundamente, recibe los regalos del bosque en todo tu cuerpo. Espirando, regálale al bosque la esencia de lo que te ha regalado. Date cuenta de lo que percibes.

CONTEMPLA LAS NUBES (Vista, percepción espejo, percepción imaginal)
¿Te acuerdas de cuando mirabas las nubes de pequeño y veías aparecer las formas de criaturas fantásticas y cómo cambiaban luego lentamente y se convertían en algo nuevo? Me pregunto cuántos adultos

esperan volver a hacerlo algún día, cuando no estén demasiado ocupados. En un paseo de *bosqueterapia*, puedes volver a experimentar con facilidad esa sencilla alegría. Si hay nubes y hace buen tiempo, busca un sitio donde tumbarte y simplemente mira. No seas demasiado adulto y demasiado serio; deja que se apodere de ti aquel espíritu de la infancia. Deja fluir las imágenes y las sensaciones que estas despiertan.

> *¿Te acuerdas de cuando* **mirabas las nubes** *de pequeño y veías aparecer las formas de criaturas fantásticas y cómo cambiaban luego lentamente y* **se convertían en algo nuevo***?*

BALANCÉATE (Propiocepción, radar interno, percepción imaginal, percepción espejo)

Esta es una buena invitación para una pradera rodeada de árboles, o cualquier lugar desde donde se puedan ver los árboles enteros desde una distancia de al menos nueve o diez metros. Lo ideal es que sople una brisa constante; ten en cuenta que la brisa puede no resultarte tan perceptible estando en el suelo como a los árboles cuyas copas se alzan hacia el cielo.

Mira a ver qué árbol está invitándote a contemplarlo. Ponte frente a él y deja que tus raíces se hundan en la tierra. Siéntete flexible como las ramas del árbol y balancéate con él. ¿Qué sensación le produce el viento? Cuando sus ramas se arquean, ¿siente el viento como una fuerza que fluye por su cuerpo, del modo que siente cómo el agua convertida en savia recorre su interior? Mientras te meces, ¿sientes tú también el viento dentro de ti? ¿Hay una relación en tu cuerpo entre el viento y los huesos, el viento y la sangre? Si cambias el modo de balancearte, ¿notas cambios en la forma en que el viento fluye a través de ti? ¿Estás separado del viento? Date cuenta de lo que percibes.

Rastrear olores (Olfato)

Deambula hasta que detectes algún olor, y sigue su rastro hasta donde la nariz te lleve. Es posible que se desvanezca al cabo de solo unos pasos, pero poco a poco el sentido del olfato se irá afinando y podrás seguir el rastro de olores mucho más lejanos.

Cuando dejes de percibir el olor, párate y espera a ver si lo recuperas. Ten presente que los olores pueden experimentar cambios sutiles, así que, cuando rastrees un olor, no sigas solo un aroma estático; percibe cómo va cambiando. Cuando hayas terminado, puedes vagar un poco más hasta que detectes otro olor. Dedica a esta práctica entre diez y quince minutos. Si estás con un grupo, salid por parejas para mostraos uno a otro lo que ha captado la nariz de cada uno y ver si vuestro compañero consigue percibir el mismo olor. Puedes intentar seguir el rastro del olor que ha detectado tu compañero, y él el tuyo, y ver si el camino que recorréis cada uno es el mismo que antes había recorrido el otro.

Rastrear sonidos (Oído)

Elige un sitio donde predominen los sonidos naturales y que no esté sumido en los ruidos de la civilización, un lugar donde haya una combinación constante de sonidos de insectos, pájaros, agua y viento. Quédate quieto y escucha el paisaje sonoro. Escoge un sonido y camina hacia él. Quizá llegues hasta su origen; salúdalo entonces con un sonido tuyo. O quizá se desvanezca; en ese caso, párate, elige otro sonido y síguelo.

También puedes entablar conversación con cualquier sonido del bosque, emitiendo sonidos o diciendo palabras en voz alta al ir acercándote a su origen. Acércate a él despacio, sin alboroto, para que pueda acostumbrarse a tu presencia, y sigue escuchando mientras te acercas.

> *Elige un sitio donde predominen los **sonidos naturales** y que no esté sumido en los ruidos de la civilización, un lugar donde haya una combinación constante de **sonidos de insectos, pájaros, agua y viento.***

VAGAR POR EL CIELO (Percepción imaginal, propiocepción)

Esta es una invitación a vagar por el espacio. Invita a tus acompañantes a tomar conciencia de que, por encima de la planta de los pies, su cuerpo habita la capa más baja del cielo. ¿Qué sensación te produce desplazarte de un lugar del cielo a otro? ¿Hay alguna diferencia al pasar de un pedazo de cielo al siguiente? Date cuenta de lo que percibes.

ABRAZA EL VIENTO (Percepción del corazón, propiocepción, tacto, oído, vista)

¿Recuerdas la escena de la película *Sin miedo* que he descrito antes? Como en la película, a veces cuando estamos en el bosque sopla un viento suave y apacible. Lo oímos avanzar hacia nosotros antes de que entre en contacto con los árboles que nos rodean. Simplemente vuélvete hacia él y extiende los brazos para abrazarlo. Si ese día soplan los céfiros inclúyelos en la práctica. Date cuenta de lo que percibes.

PERCIBE LA ATMÓSFERA DE LAS «HABITACIONES» (Percepción imaginal, percepción del corazón, vista, oído, olfato, tacto)

Durante la adolescencia y hasta los veintitantos años, me adentré muchas veces en la espesura del bosque nacional Los Padres, en lo alto de las montañas Santa Inés que se elevaban detrás de Santa Bárbara, la ciudad donde nací. Me encantaba recorrer los sinuosos senderos que subían desde el cañón. Detrás de cada curva, me esperaba una parte del cañón nueva, distinta, con su atmósfera particular, como una estancia de una mansión en la que cada habitación tiene su propio estilo. Y un poco más arriba, otra curva del cañón me tentaba a continuar avanzando y descubrir una estancia nueva. Cada descubrimiento era una delicia; era experimentar *aquello* lo que me hacía volver una y otra vez a explorar cada sendero, kilómetro tras kilómetro de deleite.

Percibir la singular atmósfera de cada lugar forma parte de entablar relación con ellos. Las impresiones que recibimos de la particular cualidad energética de un lugar forman parte de lo que llamamos «percepción sentida del momento presente». Se siente principalmente en la región del corazón y el abdomen, y es una percepción deliciosa. Cada lugar nos ofrece su individualidad, y la individualidad de un lugar es un espejo en el que se refleja la nuestra. Percibir la cualidad de una habitación tiene, aunque a escala más reducida, un efecto igual de fuerte que percibir una

> **Percibir la singular atmósfera de cada lugar forma** *parte de entablar relación con ellos. Las impresiones que recibimos de la particular* **cualidad energética** *de un lugar forman parte de lo que llamamos* **«percepción sentida del momento presente».**

sección entera de un cañón. Es una de las invitaciones que, cuando se ofrece adecuadamente, invita a nuestra mente de niño a salir a jugar.

Empieza por caminar lentamente por el sendero, notando cuándo cruzas fronteras invisibles entre una experiencia del camino y la siguiente. Por ejemplo, podrías doblar una esquina tras la que de repente los sonidos de un arroyo cercano llenan de vivacidad el aire. Esta experiencia sensorial define una «estancia» o sección del sendero nueva. Coloca una piedra u otra señal en el lugar en que se ha producido el cambio. Luego continúa andando hasta que vuelvas a tener la sensación de que el sendero pasa de nuevo a otra estancia distinta. Por lo general, ocurre cada veinte o treinta pasos. Marca tres o cuatro puntos de transición. Ahora, vuelve sobre tus pasos. Esto te ayudará a sintonizar con la percepción sentida del lugar.

¿Qué sentidos intervienen cuando reconoces la presencia única de cada lugar? Busca la manera de describir lo que tiene de singular cada estancia del sendero. Un modo de hacerlo es ponerles nombre. Unas veces serán nombres caprichosos, como «el salón de baile de las hadas», y otras nombres más prosaicos, como «la sala de lectura». ¿Qué intuyes que caracteriza este lugar? ¿Dónde están situados los muebles de la estancia? Puede que un tronco caído sea un sofá, una piedra es la mesa de centro, una mata de flores sea el «quemador de esencias aromáticas». ¿Dónde están las ventanas? ¿Y la puerta? ¿Hay un sitio en esta estancia que parezca el más indicado para entrar y salir?

Después, si el bosque lo permite, salte del sendero y deambula hasta que encuentres una «habitación» en la que te sientas de verdad a gusto. Tal vez quieras probar varias antes de decidirte por una; eso podría llevarte hasta diez minutos. Percibe dónde están las paredes. Luego disfruta de estar en ella y explórala durante quince o veinte minutos más. Haz uso de la imaginación para verla como lo haría un niño. Deja que te revele su nombre.

Si vas caminando con un grupo, podéis hacer un recorrido por las habitaciones que ha imaginado cada participante. Siempre sé cuándo un grupo lo está haciendo, porque el bosque se llena de risa infantil.

Date cuenta de lo que percibes: haber descubierto intuitivamente tu habitación ¿ha influido en tu relación con el bosque? ¿En qué sentido? ¿Te ha ofrecido algo tu habitación intuida que parezca hablarle a algún aspecto de tu vida tal como es en este momento?

INVITACIONES DEL AGUA

El agua es un requisito imprescindible para la vida, además de fuente de gran belleza y de curación. Es portadora de la esencia del amor y la paz. Incluye la interacción con el agua en todos los paseos, siempre que puedas.

Hay muchísimas formas posibles de entablar contacto sensorial con el agua. Elige unas pocas, teniendo en cuenta tus necesidades y las de los demás. Menciono aquí algunas posibilidades, ordenadas a grandes rasgos de la menos a la más audaz. Las más inusuales, como las que comprenden bendiciones del agua, suelen ser las de efecto más intenso, pero quizá a veces no deseemos tal intensidad. Deja que tu intuición te guíe.

Siempre que te sea posible, elige un sendero desde el que se pueda acceder con facilidad a una corriente de agua clara. Evita aquellos lugares en los que para acceder al agua haya que bajar por una pendiente pronunciada y sin camino, o a través de zarzas y ortigas o por un terreno lleno de piedras sueltas. Como en todos los demás aspectos del baño de bosque, procura que este sea sencillo y placentero.

Los estanques y lagos sirven, y también los ríos, siempre que se pueda interactuar con ellos fácilmente y sin correr ningún riesgo. La mejor opción es un arroyo poco caudaloso que fluya todo el año, de agua fresca y clara y que no esté contaminado por el ganado o por pesticidas agrícolas vertidos río arriba.

En gran parte del mundo ya es casi imposible encontrar un arroyo en que el agua se pueda beber con tranquilidad, pero podemos encontrar alguna corriente de agua clara que huela bien, con la que podamos mojarnos el cuerpo o en la que meter los pies sin peligro. También es posible encontrar sitios donde nadar, aunque nadar no es una actividad típica en un paseo de baño de bosque.

Un pequeño arroyo que corra por un terreno poco accidentado nos ofrecerá un paisaje sonoro más propicio para bañarnos de bosque que uno más caudaloso y alborotado que descienda con estrepitoso regocijo por rápidos y cascadas. El suave gorgoteo de un riachuelo es relajante y tiene la ventaja de no competir con la voz del guía que ofrece invitaciones al grupo.

Deberías poder tocar el agua con facilidad. Lo ideal sería que pudieras sentarte y quitarte los zapatos para meter los pies. Cuando guío a un grupo, a veces dedico un rato a acomodar la orilla del arroyo y retiro cualquier trozo de madera que haya traído la corriente u otros objetos que puedan dificultar que el grupo se sitúe a lo largo de la orilla, eso sí, atento siempre a la estética del lugar y cuidando de que conserve su aspecto original. Cuando no haya arroyos ni ninguna extensión natural de agua, es posible trabajar con una fuente o un estanque de jardín, aunque desde luego esto tiene sus limitaciones.

Con frecuencia, allí donde encuentres agua encontrarás también mosquitos. Si vives en una zona en la que abundan, algo que deberás buscar también es un sitio que esté abierto al viento, lo cual puede contribuir a reducir al mínimo su presencia.

Siéntate en silencio al lado del agua
(Percepción imaginal, oído, vista, olfato)

La más sencilla de las invitaciones del agua es encontrar un sitio a la orilla del arroyo donde sentarte a observar en silencio. Esta forma de interactuar con el agua suele crear un estado meditativo como de ensoñación. Permanece sentado un rato, lo suficiente como para que la «lenta revelación» se manifieste. Veinte minutos es más o menos lo ideal. Date cuenta de lo que percibes.

Contempla el agua (Vista, percepción del corazón, radar interno)

Mirar el agua es otra invitación sencilla. Lo mismo que al contemplar un árbol o una montaña, te ayudará ponerte el objetivo de dedicarle entre cinco y ocho minutos y usar el reloj para cumplirlos. Recuerda que en los baños de bosque contemplamos no solo con los ojos, sino con el cuerpo entero y todos los sentidos. Date cuenta de lo que percibes.

Cascadas (Propiocepción, vista, olfato, gusto, tacto)

Cerca de una pequeña cascada flota en el aire una bruma tenue. En Japón es una tradición ancestral que las mujeres se sienten envueltas en el aire que fluye bajo los saltos de agua. Obtienen así los beneficiosos efectos que tienen para la piel los iones negativos. Bañarnos de bosque no solo nos ayuda a estar más sanos, sino que nos hace más atractivos aún de lo que ya somos (¡si es que eso fuera posible!).

Tocar el agua (Tacto, percepción del corazón)

Tocar el agua ofrece muchas posibilidades sensoriales y sensuales. Busca un lugar donde puedas sentarte o agacharte cómodamente y sin peligro al borde de un arroyo poco caudaloso o una poza. Toca el agua con suma ligereza. Acaricia suavemente la superficie del agua. A continuación, posa la palma de la mano en la superficie del arroyo y empújala lentamente hacia abajo, percibiendo la textura del agua y qué sensaciones experimentas en la mano y en otras partes del cuerpo al ir empujándola despacio un poco más hondo, y luego al ir elevándola poco a poco hasta sacarla del agua. ¿Qué sensación te produce mover la mano por el aire del bosque mientras está cubierta de agua? ¿Qué otros experimentos lúdicos eres capaz de descubrir? Date cuenta de lo que percibes.

Los pies en el arroyo (Tacto, percepción del corazón)

Quitarte los zapatos y meter los pies en el agua es fácil de hacer, y en un día de calor puede ser un alivio maravilloso y sensual. Me gusta pasear con chancletas

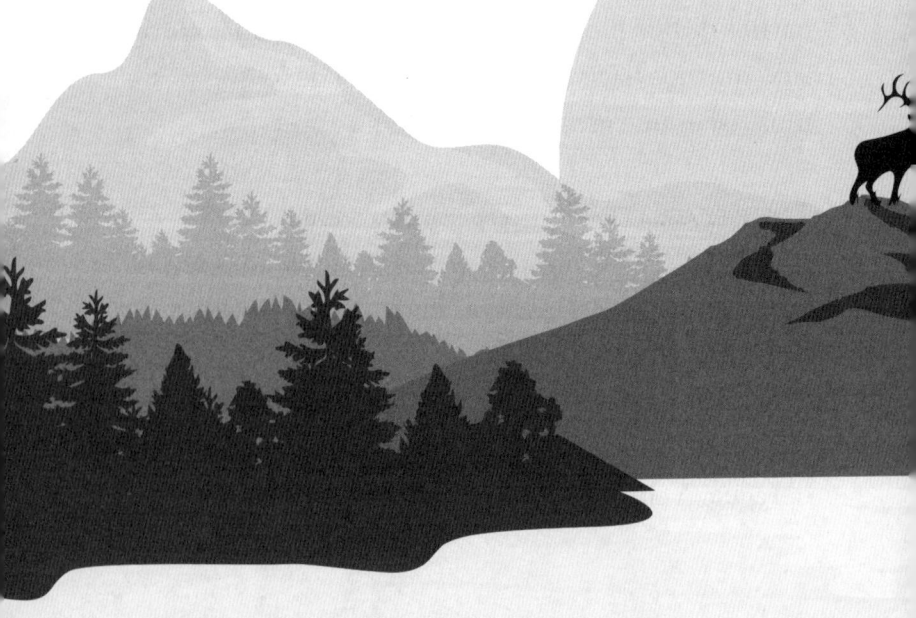

en los baños de bosque y caminar descalzo por el agua cuando encuentro un arroyo poco profundo, manteniendo un paso lento de *shinrin-yoku*. Un bastón, de senderismo o de otro tipo, puede resultar útil si el arroyo tiene el fondo pedregoso. Dedícale todo el tiempo que quieras y disfruta. Date cuenta de lo que percibes.

Un baño de bosque en el agua (Tacto, vista, oído, radar interno)

Hace poco estuve caminando por un arroyo poco profundo, en el que el agua rara vez me cubría por encima de la pantorrilla. Era un día de mucho calor, que batió el récord histórico de temperaturas. Llevaba puestas las chancletas y un pantalón corto hecho de un tejido que se secaba casi

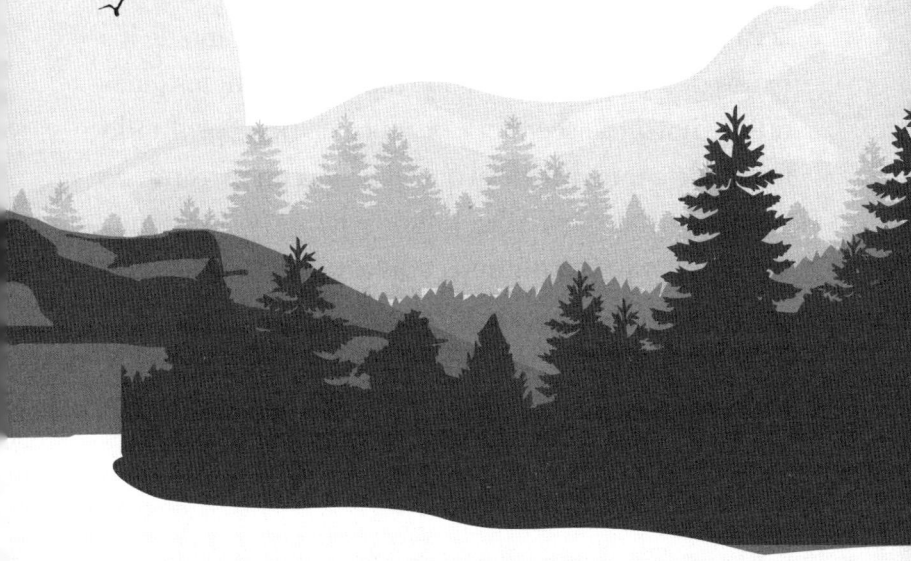

al momento. Había un sitio más profundo, una pequeña poza donde podía sentarme y el agua me llegaba a la mitad del pecho. El agua estaba fresca, no fría. Treinta minutos dentro de aquella poza diminuta fue un baño de bosque maravilloso ¡y un sitio perfecto para estar sentado en silencio y observar!

No necesitas encontrar una gran poza en la que se pueda nadar; incluso una pequeña y poco profunda es suficiente. En días más frescos, cuando el agua está más fría, un chapuzón rápido te tonificará el cuerpo entero. ¡Pruébalo! Date cuenta de lo que percibes.

CHAPOTEAR EN EL BARRO (Tacto)

Algunos arroyos nos dan la oportunidad de chapotear en el barro y sentir cómo se nos mete entre los dedos de los pies. Jugar con barro resulta a veces de lo más natural; puedes usarlo para pintarte el cuerpo y la cara (y la de tu compañero también). En uno de los baños de bosque guiados que hice en Japón, los guías nos invitaron a ascender por un canal poco profundo hecho de cemento por el que el bajaba un torrente de agua fría. Al llegar arriba, salimos del agua y entramos en un lodazal. Después del contacto prolongado con el agua fría del torrente, el barro resultaba cálido. El barro es inherentemente sensual; es casi imposible palparlo físicamente sin tener a la vez una experiencia emocional. El grupo en el que estaba se quedó en el barro varios minutos; luego algunos bajamos de vuelta por el torrente de agua fría, mientras que otros prefirieron el sendero. Los guías tuvieron el detalle de ofrecernos unas pequeñas toallas para que nos limpiáramos y secáramos los pies.

En un bosque de Canadá, una mujer que estaba explorando las habitaciones intuidas encontró una que estaba en una orilla fangosa al borde de un riachuelo. Llamó al resto del grupo, que nos fuimos uniendo a ella poco a poco hasta estar todos reunidos. De uno en uno nos fue «iniciando» en su estancia intuida pintándonos la cara con el barro. Una auténtica fusión de baño de bosque y *body-art*.

Dentro del barro, date cuenta de lo que percibes.

Música acuática (Oído, percepción del corazón, propiocepción)

El agua es intrínsecamente musical. Únete a la música del arroyo chapoteando, golpeando con ritmo una piedra contra otra y experimentando con otras formas de crear sonido. Utiliza la voz para probar a emitir sonidos que se entretejan con los del agua. Date cuenta de lo que percibes.

El agua mensajera (Percepción imaginal)

Puedes pedirle al agua que transmita tus mensajes. ¿Qué te gustaría que el mundo supiera? ¿Qué te gustaría decirle a alguien, pero no sabes cómo hacerlo? ¿Hay algo que quisieras recordar para siempre pero te preocupa la posibilidad de olvidarlo? Puedes pedirle al agua que guarde y transmita tus pensamientos. Forma un cuenco con las manos para recoger un poco de agua. Acércatela a los labios y susúrrale tu mensaje. Ahora devuélvela al arroyo.

Piensa en algunas formas en que el agua podría transportar y difundir tu mensaje. Uno de mis colegas de la ANFT cuenta el caso de un grupo de empresarios que durante un baño de bosque enviaron mensajes en un arroyo. Una hora después durante unos minutos hubo una tormenta. ¡Se quedaron extasiados cuando la lluvia les trajo de vuelta sus mensajes! Date cuenta de lo que percibes.

Hazle una pregunta al agua (Percepción imaginal)

Una variante de la invitación anterior es hacerle una pregunta personal al agua, quizá relacionada con un problema o dilema que necesitas resolver. Funciona mejor cuando en el paseo cruzas la corriente de agua dos veces, la primera por un lugar más próximo a la cabecera que la segunda. La primera vez que cruces, susúrrale la pregunta al agua. Luego, cuando cruces por segunda vez más abajo, siéntate quieto en la orilla. El agua ha *removido* tu pregunta —que es una de las formas que tiene el agua de reflexionar sobre algo— y quizá tenga algo que decirte, si escuchas con mucha atención. Date cuenta de lo que percibes.

BENDICIÓN DEL AGUA (Percepción imaginal, percepción del corazón)

Un acto sencillo y sensual es bañarte las manos. Recoge agua con una mano y viértela sobre la otra, prestando plena atención a las sensaciones. Mientras lo haces, vívelo como un momento para honrar a tus manos por todo lo que hacen por ti. Bendícelas, ofreciéndoles gratitud y aliento por sus largos y fieles servicios.

Bañarte las manos da paso fácilmente a levantar los brazos y derramar un hilo agua sobre tu cabeza. Que hacerlo sea una expresión de ternura y aliento a todo lo que eres.

Si estás con un acompañante, podríais bañaros las manos o los pies uno a otro. Es una acción muy íntima, y necesitas su permiso y que el momento y la relación fluyan de un modo manifiesto. Más íntimo

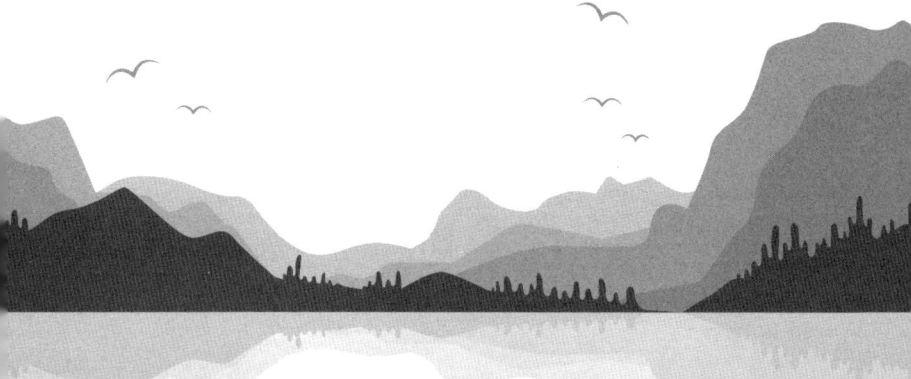

todavía, y a la vez más lúdico, es verteros agua por la cabeza el uno al otro.

Cuando se vierte agua sobre otra persona, es posible ofrecerle una bendición: «Que la vida te cuide», por ejemplo, o «Que estas manos sigan dándote alegrías». Una de las colaboraciones naturales entre el ser humano y el agua es que nosotros tenemos la capacidad de otorgar bendiciones, y el agua tiene la capacidad de transportarlas. Este conocimiento está codificado en tradiciones religiosas como el bautismo. Por sus connotaciones religiosas, habrá quienes no quieran recibir bendiciones del agua. Es importante ser considerado y respetarlo.

Date cuenta de lo que percibes.

Invitaciones de reciprocidad al agua
(Percepción del corazón, percepción imaginal)

Después de utilizar algunas de las invitaciones que he mencionado (u otras de tu invención), mira a ver qué puedes ofrecerle al agua. Yo suelo cantarle:

Agua, agua querida,
déjame contarte lo que siento.
Me has dado tanto placer,
te quiero tanto.

Cuando canto, el agua de mi sangre y de mi espíritu se reaviva con amor y gratitud hacia todas las aguas del mundo y los bosques que las filtran y purifican.

INVITACIONES DEL FUEGO

El fuego simboliza la energía de las relaciones. El propósito principal de las invitaciones de esta sección es encender y alimentar el fuego de las relaciones con el mundo que se extiende más allá de lo humano, no trabajar con las llamas en sí.

Habla en voz bien alta (Percepción imaginal)

Como muchas otras invitaciones del baño de bosque, esta tiene dos partes. Una es recibir; la otra es practicar la reciprocidad dando. Cuando las dos partes se practican juntas, es posible descubrir niveles de comunicación que hasta ese momento nos habrían parecido imposibles.

La primera parte de la invitación es recibir las vistas, sonidos y sensaciones que el bosque ofrece y que son su modo de comunicarse contigo y con los demás seres del bosque.

Imagina que cada sonido que oyes y cada movimiento que ves *es intencionado*; por ejemplo, el vaivén de las ramas en el viento. El condicionamiento social nos hace dar automáticamente por sentado que esos sonidos ocurren al azar y sin ningún sentido, que son resultado de fuerzas esencialmente mecánicas, como el viento que empuja las ramas en las que susurran las hojas. En la mayoría de los casos, nos limitamos a catalogar selectivamente esos sonidos. Sin embargo, en los baños de bosque nos inclinamos por la idea de que todos los sonidos son el habla del bosque y de que estamos incluidos en la conversación.

> *En la mayoría de los casos, nos limitamos a catalogar selectivamente esos sonidos. Sin embargo,* **en los baños de bosque** *nos inclinamos por la idea de que todos* **los sonidos son el habla del bosque.**

Lo mismo solemos hacer con las voces de los pájaros. A fin de cuentas, no son más que «trinos de pájaro». A un avistador de aves quizá le sean útiles para identificar las especies que tiene cerca, pero en general nadie les concede más importancia que esa. Con prestar un poco de atención, sin embargo, nos damos cuenta rápidamente de que los pájaros hablan sin cesar entre ellos con alguna intención. En su espléndido estudio del lenguaje de las aves *What the Robin Knows* [Lo que sabe el petirrojo], el naturalista y maestro rastreador Jon Young desvela la profundidad y sofisticación del lenguaje de las aves, tanto «hablado» como implícito en su comportamiento, lo que podríamos llamar «lenguaje corporal».

Yo también he aprendido un poco de su idioma. Cuando estoy sentado en el jardín leyendo, suelo saber exactamente donde está el gato por las advertencias que se hacen entre sí los rascadores zarceros y cómo se comportan los pequeños pájaros cantores. Esto es escuchar a la naturaleza a un nivel muy básico. Detectar los movimientos de tu gato por lo que escuchas y observas de los pájaros es un primer paso fácil para aprender el lenguaje de las aves. Hace que la puerta se abra solo una rendija, pero por la que podemos adentrarnos en un inmenso mundo en que se expanden las posibilidades de conexión, un mundo que podemos cultivar toda una vida. Suelo notar también si los pájaros hablan de mí. Y los pájaros no son más que una sección de la orquesta infinita del bosque.

La segunda parte de la invitación es devolver la comunicación. Háblale al bosque en voz bien alta. Saluda a los muchos seres a los que conoces bien: «Hola, sendero. Hola, sauce. Hola, riachuelo. Hola, pies míos. Hola, piedras. Hola, vieja pareja desposada de cuervos que soléis aparecer cuando paseo...». Al igual que el murmullo del arroyo, que el susurro del viento en los árboles y el canto de la brisa y los insectos, tu voz pertenece a este lugar. Reivindica esa pertenencia. Nota cómo hablar te ayuda a llegar. Los movimientos y gestos son también formas de hablarle al bosque. Deja que tu cuerpo fluya; igual te sorprendes bailando extasiado. Prueba a hacerlo un día de lluvia con la tormenta como pareja. Yo, cuando lo hago, siento que estoy «amando a voces».

Tal vez te resulte un poco infantil esta invitación la primera vez que la hagas, pero tiene unos efectos asombrosos. La primera vez que la probé, descubrí que hablar a voces y hacer gestos me daba una percepción de cada árbol, cada piedra y cada curva del sendero mucho más vívida. Cuando volví al mismo lugar semanas después, noté un cambio. Me sentía mucho más conectado con aquella parte del camino, y tuve la impresión de que los árboles y las plantas que crecían allí estaban más despiertos y atentos y, quizá, más contentos de verme que antes de aquel encuentro nuestro en voz alta.

Conversación con un árbol (Percepción imaginal)

Los árboles saben escuchar con mucha paciencia. No nos juzgan; podemos contarles lo que sea, sin temor a que vayan a perdernos el respeto o a divulgar con malicia los secretos que les confiamos. No nos cobran por hacerlo y están dispuestos a concedernos todo el tiempo que necesitemos. A un árbol podemos hacerle un saludo rápido al pasar a su lado, o podemos sentarnos junto a él, apoyar la espalda en su tronco, encaramarnos a sus ramas o tumbarnos bajo su copa durante horas. No hace falta decirle nada. La presencia de los árboles es relajante por naturaleza.

Quienes hablan con los árboles suelen sentir que lo que reciben de vuelta es sabiduría. Un viejo roble que conocía desde hacía mucho cayó en una tormenta de invierno. Me senté en su tronco, cerca del gran cepellón adherido a las raíces, y le conté el dolor que me causaba su muerte. Como es típico en momentos de percepción imaginal, *me sobrevino la certeza* de que el árbol experimentaba el hecho de su caída de un modo muy diferente a como yo suponía. Me dijo: «Haber caído es el umbral en una ceremonia de compleción de mi vida. Durante los próximos años seguiré dando cobijo a muchos otros seres, además de enriquecer la tierra y prepararla para que siga engendrando vida. Esa vida será expresión de lo que he sido, así como yo he sido continuación de los árboles que me precedieron». A mi edad, esta enseñanza resuena con fuerza dentro de mí; la oigo con todo mi ser. He recibido de los árboles muchas enseñanzas similares, y también aquellos a los que he guiado.

«Conversación con un árbol» te invita a la vez a hablar y a escuchar. Cuando hables, hay muchos temas sobre los que puedes indagar. Por ejemplo:

- Hazle una pregunta al árbol sobre tu vida, tu salud o tus relaciones.
- Cuéntale algo de lo que nunca has podido hablar con nadie.
- Elógialo; date cuenta en voz alta de sus muchos dones.
- Confíale tu tristeza.
- Pídele consejo.
- Pídele que te apoye durante el paseo de baño de bosque. Dile en qué quieres que te ayude.

Como en cualquier conversación, la cortesía es importante. Si es la primera vez que os veis, preséntate. Tómate tiempo para conocerlo un poco. Los árboles no tienen prisa, y tú sintonizarás más con el árbol si te acercas a él con calma y le dedicas tu atención, sin apresurarte. La siguiente invitación, «Contemplación», te ayudará a entrar en sintonía con él.

Contemplación (Percepción espejo, radar interno, percepción imaginal, percepción del corazón, vista)

Antes de establecer contacto con un árbol, normalmente me quedo a cierta distancia, desde donde pueda contemplarlo con una especie de atención integral que significa no solo ver el árbol, sino también sentirlo. Para evitar la posibilidad de acelerarme, uso el reloj y cronometro que el tiempo de contemplación sea de cinco minutos enteros. A menudo, pasados unos minutos, tengo la intensa sensación de que el árbol también me mira. Después, noto cuándo ha llegado el momento de acercarme a él.

A los árboles les gusta que los toquen y los aprecien. Responden bien a una poda cuidadosa. Cuando con el tiempo se establece una relación entre una persona y un árbol, la persona suele sentir que tiene un vínculo especial con él, y vivirá en su compañía muchos momentos memorables y de aprendizaje. Si le dedica sus cuidados, probablemente aparecerán pruebas de que el árbol experimenta también el mismo vínculo. Podría desarrollar una forma preciosa. Un árbol joven podría crecer más rápido; un árbol de mayor porte podría parecer que se sostiene con más dignidad. El ecosistema que se forma alrededor de los árboles a los que se cuida con afecto será más rico, y abundarán los pájaros y las ardillas, el musgo y otros seres. Este ecosistema incluye a los seres humanos.

Cuando estableces una relación con un árbol, entras a formar parte de su ecosistema. Él también entra a formar parte del tuyo: sus raíces empiezan a extenderse y se introducen en tu imaginación, y sus ramas te ofrecen refugio espiritual.

Es bueno tener contacto con numerosos árboles, y tratarlos a todos con cortesía y respeto. También es importante encontrar a aquellos que te inviten a mantener una relación de continuidad. A menudo son los árboles próximos al sitio donde vives. Puede que te hayas acostumbrado a que su presencia te parezca lo normal y no les has dado mayor importancia, o los has considerado desde un punto de vista utilitario, como decoración, por ejemplo. Te invito a que te abras a una percepción más consciente de su individualidad.

> Es bueno tener contacto con numerosos árboles, y tratarlos a todos con cortesía y respeto. **A menudo son los árboles próximos al sitio donde vives.**

Hablar con los árboles es gratificante; puede ayudarnos a organizar los pensamientos, dar voz a las preguntas y calmar las preocupaciones. Pero escuchar a los árboles es más gratificante todavía. Si con sinceridad le hacemos una pregunta a un árbol, podemos aprender a oír la respuesta. Incluso los individuos más escépticos y firmemente comprometidos con la noción científica racional de que los árboles son vegetales insensibles, a veces, cuando los escuchan, tienen experiencias insospechadas que les hacen dudar de lo que creen saber. Suelen sentir que han aprendido algo muy valioso.

De mi vida (percepción del corazón)

«De mi vida» es una invitación a deambular. Ayuda a cultivar una percepción consciente del momento presente y, a menudo, nos lleva a descubrir un sentimiento más hondo de aceptación, y de gratitud incluso por las circunstancias difíciles de nuestra vida.

Mientras caminas despacio por el bosque, a medida que vas percibiendo los elementos que te rodean, ve incorporándolos a esta frase y dila en voz alta:

«El/La _____ de mi vida».

Por ejemplo:
«La corteza de mi vida».
«El agua borboteante de mi vida».
«El camino polvoriento de mi vida».
«La rama rota de mi vida».
«Las raíces enmarañadas de mi vida».
«La espiral de mi vida».

Di las frases, nada más.

Procura no hacer ningún esfuerzo intelectual; no entres en un análisis discursivo ni intentes descubrir lo que significa la metáfora. Deja sencillamente que cada frase se pose en el corazón y luego pasa a la siguiente.

Te recomiendo que le dediques diez minutos al deambular «De mi vida».

Date cuenta de lo que percibes.

OFRECE TU AMISTAD (Percepción imaginal, radar interno)

Esta es una invitación muy sencilla. Busca un árbol y ofréceles tu amistad a él y al bosque. Piensa en cómo lo harías con una persona, o un gato, o un perro. ¿Cuánto hablarías y cuánto escucharías? ¿Qué tácticas emplearías para iniciar la conversación? ¿Cómo sería el primer galanteo?

En un lugar del bosque donde haya varios árboles a los que puedas acercarte con facilidad, detecta aquel hacia el que te guía tu radar interno. Acuérdate de que todos los árboles están conectados entre sí, lo que significa que, cuando hables con ese árbol, el bosque entero estará a la escucha, como los parientes entrometidos, pero benévolos, que son. Es posible que le estén aconsejando sobre cómo devolverte la comunicación y qué «decir». Date cuenta de lo que percibes.

> En un lugar del bosque **donde haya varios árboles** a los que puedas acercarte con facilidad, detecta aquel hacia el que te guía tu **radar interno**.

Atracción reverencial (Radar interno, percepción del corazón, percepción imaginal)

La invitación se llama así porque inclinarse es un gesto que suele hacerse para expresar salutación y respeto. En el Zen se denomina *gassho* a la reverencia hecha con las palmas de las manos juntas delante del pecho en humilde señal de respeto y atención. Inclinarse sienta bien; suaviza el corazón.

Cuando conectamos por primera vez con otro ser humano, una energía filiforme cobra vida, un hilo que se conecta a nuestro corazón, nuestro ombligo o a veces al plexo solar. Si cultivamos esta incipiente conexión energética, se hace más fuerte. El hilo se convierte en un cordel; el cordel se convierte en una cuerda.

Esas cuerdas son infinitamente elásticas. Piensa en alguien a quien quieres, o en un animal de compañía, con quien tengas una cuerda de conexión fuerte, bien desarrollada. Cuando haces un viaje, aunque estés en el otro lado del mundo, o incluso aunque estéis separados durante meses, la cuerda perdura; se alarga tanto como sea necesario. Tira de vosotros, como un suave cable elástico, y ejerce una atracción del uno hacia el otro.

Esta es una invitación a percibir y cultivar esas cuerdas. Usa tu radar interno para ver si percibes una atracción como la de un cable elástico que tira de ti en alguna dirección.

No hace falta que tengas ninguna idea sobre qué es lo que tira de ti; basta con que lo percibas y te dejes

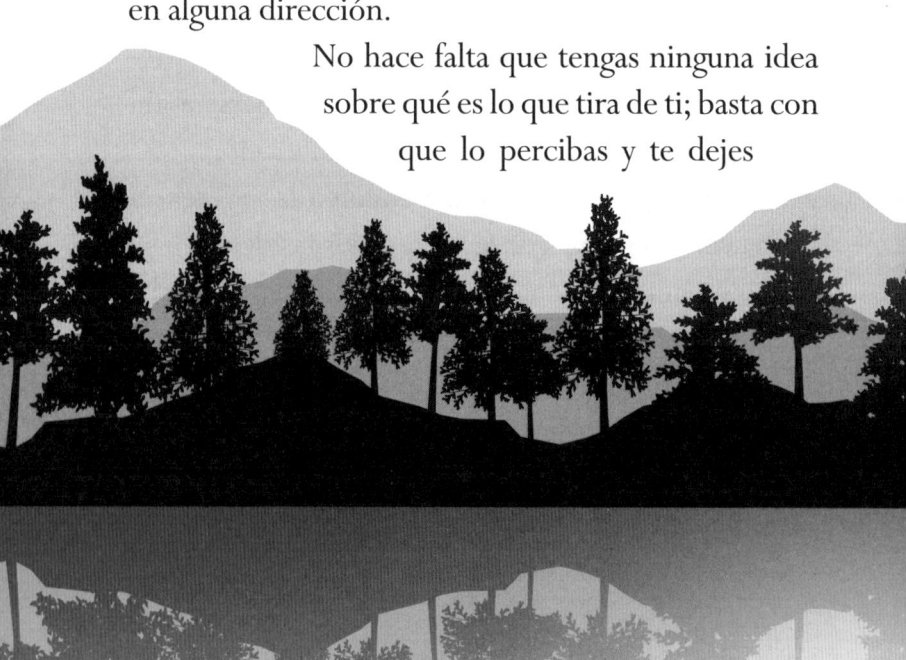

atraer. Sabrás cuál es el origen de la atracción cuando lo veas, siempre que no pienses en ello demasiado. Cuando llegues, explora las sensaciones que te produce la conexión. Preséntate. Si quieres, dialoga con el ser; percibe qué clase de relación os parece a los dos que sería deseable.

Igual tienes la sensación de que la cuerda se hace más gruesa y crea un vínculo más fuerte.

Cuando sientas que se ha completado el contacto, hazle una señal al ser. Antes de irte, despídete de él con una reverencia o el gesto que te resulte más natural.

Después de inclinarte, gírate despacio con las palmas de las manos abiertas hacia delante y deja que el radar interno perciba otra llamada. Síguelo. Cada encuentro puede ser único; deja que cada conversación, la conexión

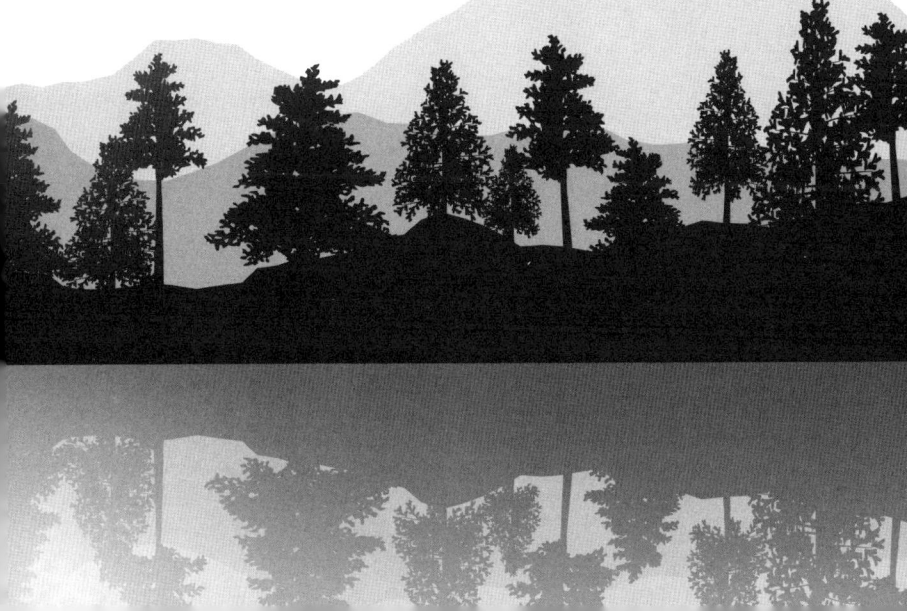

intuida y el gesto que aparezca sean también originales. Honra tu intuición.

Puedes repetirlo tres o cuatro veces, o las que quieras. Podría ser la actividad principal de uno de tus baños de bosque. Sospecho que podría ser el fundamento de una práctica enteramente nueva. Date cuenta de lo que percibes.

La llamada de un lugar secreto del bosque
(Percepción imaginal, radar interno)

Es como una atracción reverencial a distancia. En esta invitación usamos la imaginación para establecer contacto con alguna parte del bosque que quizá nunca

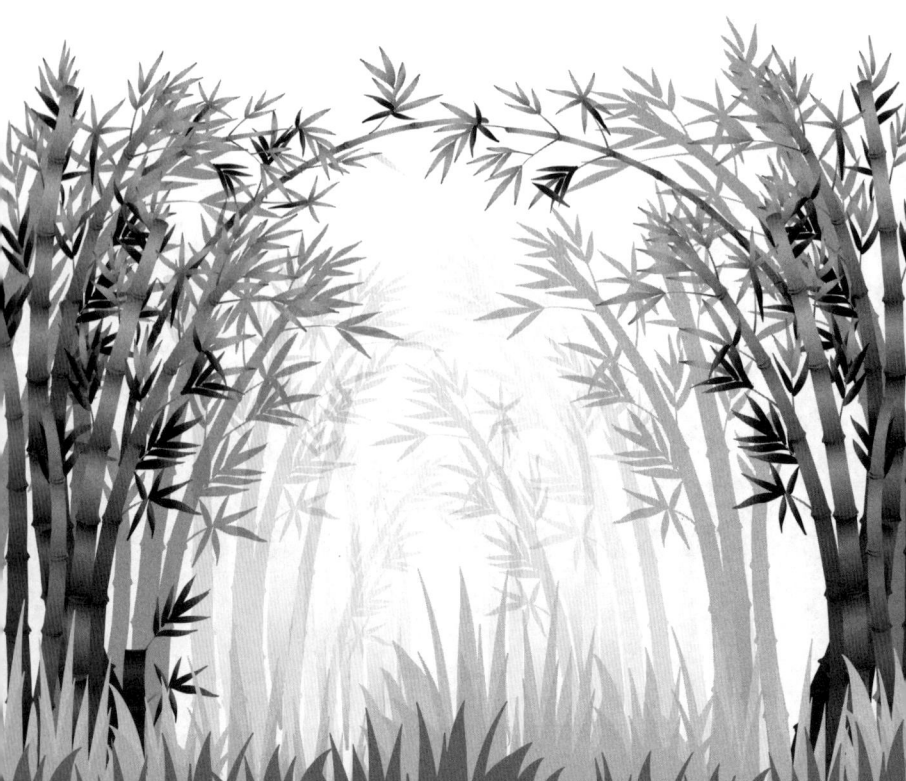

pisemos. Tal vez es un sitio que ha percibido que estás en el bosque y quiere brindarte su apoyo, o simplemente dar a conocer su presencia. Puede ser un lugar que exista en el mundo físico o solo en el poderoso paisaje de la imaginación. Es posible incluso que esté a caballo entre los dos mundos y no pertenezca ni a uno ni a otro.

Con los ojos cerrados, separa un poco los pies y adopta una postura estable. Imagina que empiezan a crecerte de la planta de los pies unas finas raíces que se hunden en la tierra. Visualiza cómo exploran el terreno mientras crecen, y encuentran en su camino hongos, diminutas criaturas del subsuelo, piedras, raíces de otros seres, acuíferos ocultos. Expande a lo ancho tus raíces para que se extiendan hasta lo más recóndito del bosque. Tal vez notes que tienen una dirección predilecta; deja que te guíen en tu viaje imaginal.

En el bosque, se entrecruzan y extienden las raíces de muchos seres. En el ojo de tu mente, imagina que un lugar o un ser extiende sus raíces hacia ti. Deja que vuestras raíces se saluden. Ahora, envía tu imaginación de viaje por esas raíces de las que te has hecho amigo hasta llegar a su origen. ¿Cómo es el lugar? Deja que se formen completas en tu mente las imágenes e impresiones, como si fueran una escena de una película.

Cuando identifiques plenamente la sensación que te provoca ese lugar, decide cómo quieres continuar la amistad que acaba de surgir entre vosotros. Ten una conversación con algo que encuentres allí y llegad a un acuerdo. Luego, tras despedirte por el momento, regresa a tus raíces y atráelas de vuelta hacia ti por el subsuelo del bosque, tráelas de vuelta a casa, a tus pies. Una vez recogidas del todo, mueve los pies y retorna mentalmente al sitio donde estás. Date cuenta de lo que percibes.

Deja que el corazón bondadoso te guíe (Percepción del corazón)

Vivir expuestos al estrés crónico endurece la cualidad emocional del corazón, y además le causa daños físicos. Si estamos sintonizados con nuestros corazones, podemos notar cuándo actuamos con el corazón endurecido y cuándo con un corazón más amable.

La dulzura de corazón —un sentimiento abierto y expansivo de gentileza hacia nosotros mismos y hacia los demás— es un estado digno de cultivarse. Con un poco de práctica, cualquiera puede aprender a encontrar su corazón bondadoso sea cual sea la situación. Cuando dejamos que sea este el corazón que nos guía, elegimos con más generosidad; escuchamos con más humildad y benevolencia las voces de los demás, y reconocemos muchas más opciones a la hora de tomar una decisión. El corazón bondadoso es inteligente y sabio; podemos confiar en él. Y el bosque es un sitio ideal para cultivar la bondad.

Esta invitación es una forma de aprender a percibir con claridad ese corazón compasivo y de experimentar lo que ocurre cuando nos dejamos guiar por él.

Párate y respira hondo varias veces seguidas. Date cuenta de dónde estás. Percibe atentamente el área del corazón. Quizá te encuentres con una compleja constelación de sentimientos. Examina la energía del corazón y encuentra la sede de la bondad. Inspira profundamente para reavivarla. Sintoniza con tu corazón bondadoso.

Ahora empieza a deambular, bien por el sendero, o bien, si la situación lo permite, hacia el interior del bosque o quizá por una pradera. Interiormente, pídele al corazón bondadoso que te guíe. Lo que ocurrirá a partir de ahora no se puede predecir; cada uno descubrimos nuestra propia manera de hacerlo, y el sentido que le damos es también único e intransferible.

> *Párate y* **respira hondo** *varias veces seguidas. Date cuenta de dónde estás. Percibe atentamente* **el área del corazón.**

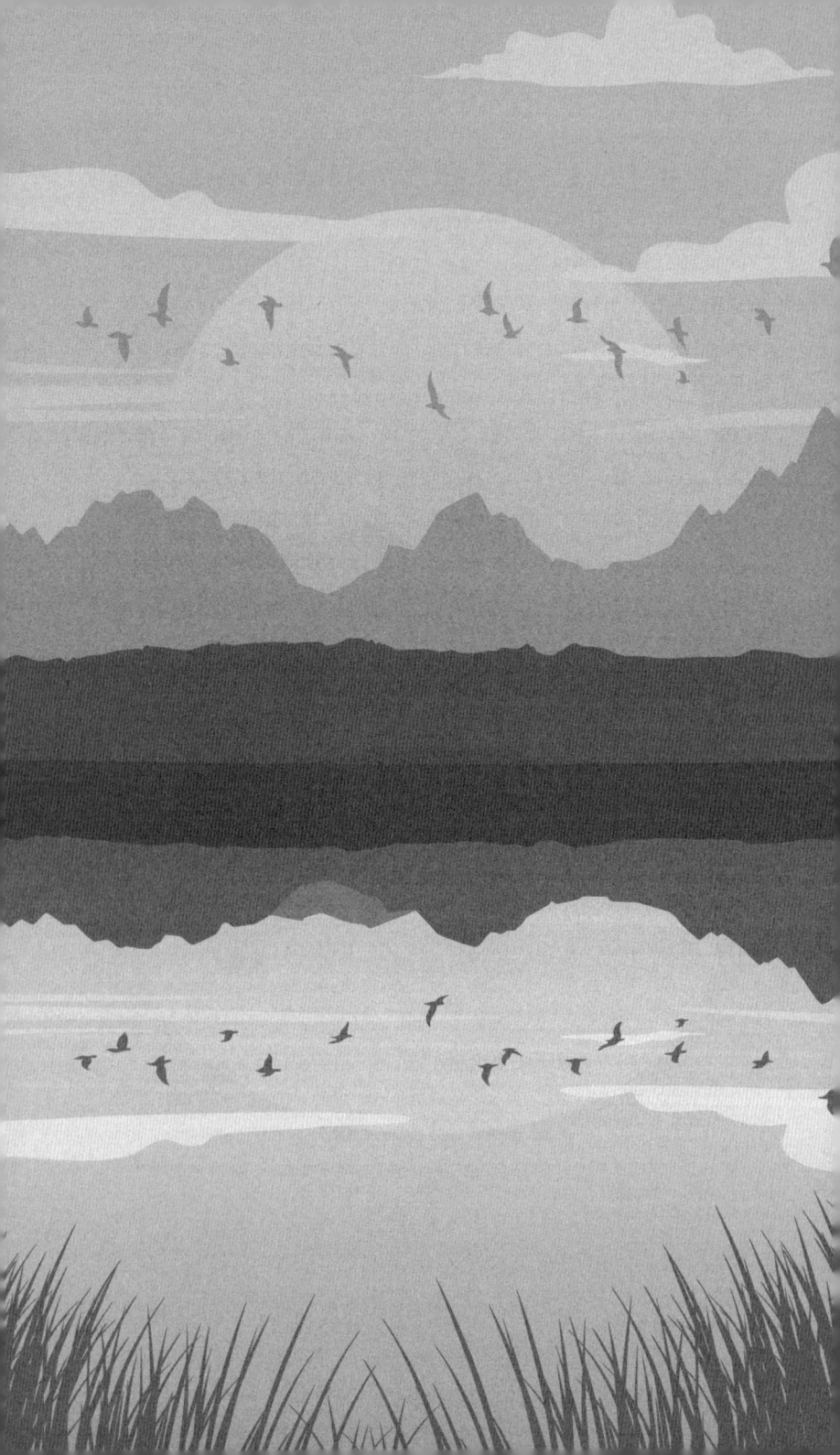

6

EL DESAFÍO DE LO NUEVO

Nuestros mundos están limitados por lo que sabemos. Cada vez que aprendemos algo nuevo, los márgenes de ese mundo se expanden. Algunos con facilidad. Expandir otros es todo un reto. Cada vez que afrontamos con confianza una situación difícil, se dilatan en nosotros la perspectiva de lo que es posible y el abanico de conocimientos, y nuestro mundo se expande. En los baños de bosque se presentan situaciones que para muchos de sus practicantes significan traspasar los límites de lo conocido y afrontar el desafío de lo nuevo. Vamos a exponer aquí algunas de las más comunes.

MENTE DE PRINCIPIANTE

Si tienes ya abundantes conocimientos y experiencia del mundo natural, algo nuevo para ti sería, por ejemplo, dejar de ser un experto. Prueba a experimentar el baño de bosque con «mentalidad de principiante». Esta expresión tan hermosa la introdujo el maestro japonés de zen Shunryu Suzuki, que contribuyó decisivamente a introducir el zen en Occidente. Su libro *Mente zen, mente de principiante* comienza con este sencillo enunciado:

> «En la mente del principiante hay muchas posibilidades. Sin embargo, en la del experto hay pocas».[5]

Es un buen principio para tener en cuenta en los baños de bosque. Si estás acostumbrado a ser una autoridad, puede que te resulte insufrible ser un principiante. Pero así como hacerte una autoridad expandió tu mundo, desprenderte de la certeza te brindará oportunidades que lo harán expandirse todavía más.

> «*En la mente del principiante hay* **muchas posibilidades**. *Sin embargo, en la del experto hay pocas*».

QUE EL BOSQUE SEA TU GUÍA

Quizás hayas oído hablar de algún estudio que afirma que el contacto con la naturaleza produce un sentimiento de admiración. Estupendo, pero esta y otras ideas similares pueden ser también una trampa. Pueden hacerte creer que cuando entres en el bosque es importante que sientas admiración. Así que llegas y, sin darte cuenta, intentas crear ese sentimiento. Pero cuando intentamos conseguir cierto resultado, es más difícil que afloren sentimientos auténticos, y si no consigues el resultado que esperas, quizá llegues a la conclusión de que has fallado o de que el baño de bosque no ha funcionado.

Una alternativa más efectiva es llegar sin expectativas. Lo que me cuento a mí mismo y a aquellos a quienes guío es que *el bosque decidirá por cada uno de nosotros qué experiencia necesitamos vivir*. No habrá dos participantes que tengamos la misma experiencia. Puede que uno efectivamente sienta admiración, pero quizá otro se suma en la tristeza. O alguien, tal vez, sienta un deseo irresistible de echar una cabezada. Confía en que el bosque te guiará hasta aquello que te hable a ti. No hay necesidad de convertir el baño de bosque en una experiencia espiritual sublime. Intentar hacerlo «zen» impedirá que lo sea. Relájate y confía en lo que se te dé.

NO, NO ESTÁS PERDIENDO EL TIEMPO

Al aminorar la marcha, tal vez nos invada una sensación alterada del tiempo que nos es desconocida y supone todo un reto. No es extraño sentirse impaciente o aburrido. Experimentamos lo que el físico Larry Dossey llama «la enfermedad del tiempo»:

> «Las víctimas de la enfermedad del tiempo están obsesionadas con la idea de que el tiempo se les escapa, de que no tienen tiempo suficiente... El problema es que el cuerpo tiene unos límites, que nos impone... Si intentamos someterlo y pedirle más de lo que nos puede dar..., nos lo hará saber. Las señales típicas que nos envía el cuerpo son migrañas, irritación intestinal, trastornos del sueño y un grado leve de depresión... *Lo que distingue a quienes padecen la enfermedad del tiempo es que cuando las circunstancias estresantes terminan, continúan viviendo contra reloj. Les resulta angustioso esperar*, porque esperar significa que se les escapan segundos irrecuperables. Mientras hacen cola o esperan al autobús, no pueden dejar de mirar al reloj...»[6] (cursivas de este autor).

Muchas veces he ido caminando lentamente por el bosque cuando de pronto me ha asaltado el pensamiento: «¿No tendría que estar haciendo algo más importante?». El pensamiento llega acompañado de una oleada de ansiedad, y es probable que automáticamente empiece a andar más deprisa. Una estrategia para que este pensamiento no nos afecte es darnos cuenta de cuándo surge y verlo como una idea, no como un hecho. ¡No tenemos por qué creernos todo lo que nos han contado y que la cabeza repite compulsivamente! Solo con que notes esa tendencia a apresurarte, y que te atengas a la decisión de moverte con lentitud, superarás el desafío con facilidad. Sigue con la atención puesta en los sentidos. Puede que al cabo de un rato pierdas la noción del tiempo y experimentes momentos atemporales de percepción directa inmerso en lo que te rodea. Sabrás que has dejado atrás la enfermedad cuando se haya cumplido el tiempo que habías decidido dedicar a una actividad y, en vez de pasar a la siguiente, quieras prolongar el lujo de deleitarte en ella. Los baños de bosque son siempre un tiempo bien empleado.

> *Las víctimas de **la enfermedad del tiempo** están obsesionadas con la idea de que el tiempo se les escapa, de que no tienen tiempo suficiente.*

EL MANANTIAL DE LA AFLICCIÓN

El mundo está herido, los seres humanos y nuestra civilización lo herimos cada día. A causa de ello sentimos una honda aflicción, incluso aunque normalmente no seamos conscientes de ello. Cuando nos bañamos de bosque, la inmersión profunda en nuestros sentidos nos *desanestesia*. Es posible que el impacto emocional de la aflicción y el dolor que hemos estado reprimiendo se haga manifiesto en esos momentos. Es más que un dolor personal; tal vez sea el dolor del mundo lo que sentimos como una herida en nuestro ser. Normalmente nuestra vida ocupada y distraída nos mantiene en un estado de insensibilidad. Pero cuando empezamos a conectar con la naturaleza, de un modo muy personal, íntimo, es casi inevitable que esa aflicción y ese dolor afloren.

    La aflicción no es una enfermedad que se deba sanar, sino una aliada que puede guiarnos en el camino hacia la sanación. Bríndale a esa aflicción tu oído atento. Reconoce que tu voluntad de entrar en contacto con el profundo pozo de tristeza que hay en ti es un acto de valentía y compromiso que puede serles de ayuda a los demás y al mundo.

    Los momentos de aflicción durante un baño de bosque suelen durar poco, pero no son menos intensos por su brevedad. Estate agradecido cuando aparezcan. Deja que el bosque te guíe a una espontánea ceremonia de aflicción, una expresión corporal de tu profunda tristeza ofrecida al mundo como regalo.

ERES COMPETENTE TAL COMO ERES

En el baño de bosque, no hay prisa. No es necesario tener aptitudes atléticas. He visto a bañistas de bosque ya mayores trepar con cuidado a las ramas bajas de los árboles y sentarse en ellas, reconectando con capacidades físicas que pensaban que habían perdido hacía muchos años. Quienes están en silla de ruedas pueden contemplar en silencio los árboles desde un lugar tranquilo del bosque, e invocar la medicina que les aguarda. Al reconectarte así con el eterno niño interior, es posible que tengas experiencias sensoriales y emocionales profundamente conmovedoras.

ATENCIÓN VIGILANTE

A veces tenemos un miedo exagerado a los riesgos que entraña la naturaleza. Quizá tengas miedo de que aparezca un depredador, una serpiente venenosa o un individuo peligroso. Hay a quien le da miedo tocar las plantas. Conviene saber qué peligros son reales, y no solo fruto de la imaginación, y cómo tenerlos presentes en su justa medida, sin exagerarlos ni darles menos importancia de la que tienen. Este es uno de los aspectos en los que aventurarse en el bosque con un guía da mucha tranquilidad.

LIBRES DEL TELÉFONO

Espero que a veces dejes el móvil en el coche o en casa cuando vayas a darte un baño de bosque. El mero acto de separarte de tu teléfono ya puede ser sanador. Para muchos, es sin lugar a dudas un desafío que les permitirá vivir experiencias nuevas. Pero como el teléfono es tan adictivo, no llevarlo encima puede provocar considerable ansiedad. Créeme, ¡no es más que el síndrome de abstinencia, al que todos somos capaces de sobrevivir!

Pero si decides llevar el móvil, estas son algunas sugerencias.

Contempla la posibilidad de ponerlo en modo avión, para que puedas usar la cámara y quizá alguna aplicación más sin que te distraiga ninguna comunicación llegada del mundo exterior.

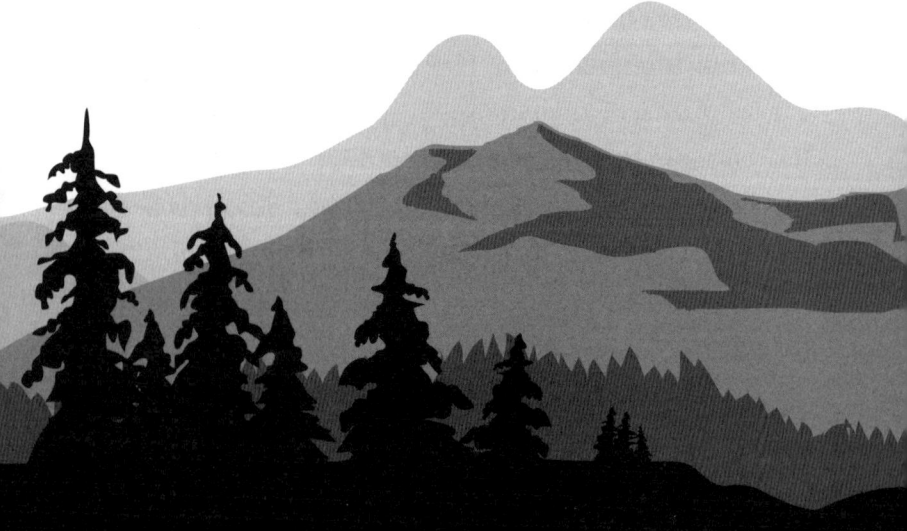

Sé consciente de lo que te motiva a hacer fotos y de cómo afecta el hecho de hacerlas a tu experiencia en el bosque.

Es posible que tu teléfono tenga una función de *zoom* digital que pueda usarse a modo de lupa. Úsala una vez, por ejemplo, durante el baño de bosque y luego ciérrala.

De los diversos vídeos que he hecho con el teléfono móvil, uno de mis preferidos, a cámara lenta, es el de una abeja a la que se ve recoger polen. Da la impresión de estar absolutamente ebria de deleite. El concepto de tiempo es muy elástico en el mundo de la naturaleza; a nosotros, la velocidad normal a la que bate las alas un colibrí ¡nos parece vertiginosa! Para hacer un vídeo a cámara lenta, elige algo que se mueva deprisa.

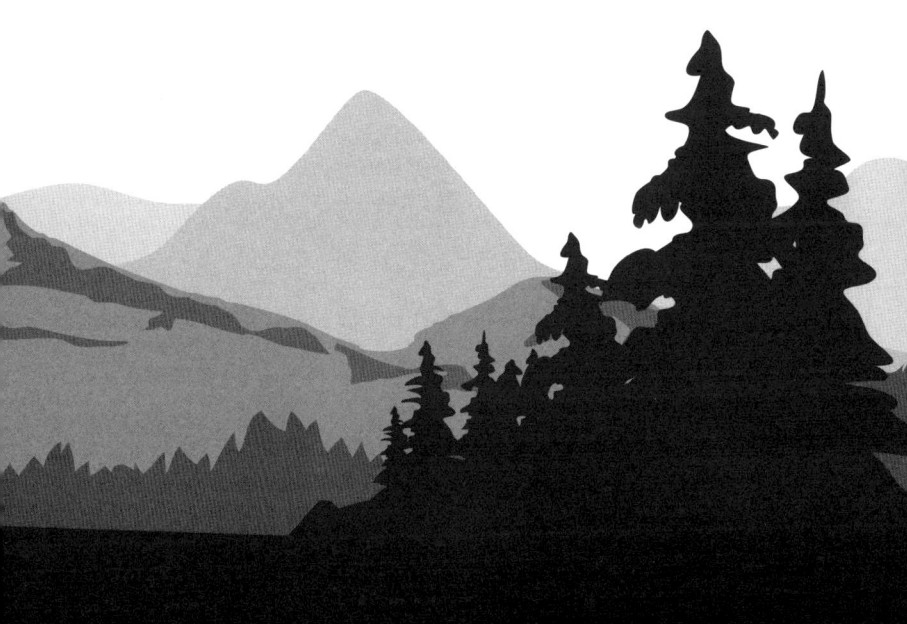

Si tu teléfono dispone de una función de filmación a intervalos, móntalo en un trípode ligero que tenga un adaptador para teléfono. Antes de cruzar el umbral de conexión, busca un lugar fuera del sendero donde puedas dejar la cámara sin que nadie la detecte. Dirígela hacia algo que posiblemente se mueva o crezca mientras estás de paseo. Por la mañana, hay capullos de flor aún cerrados. Muchas variedades de setas crecen y cambian con rapidez. Después de cruzar el umbral de incorporación, acuérdate de recoger la cámara. Descubre qué experiencia de baño de bosque ha tenido tu cámara mientras vagabas por el espacio liminar.

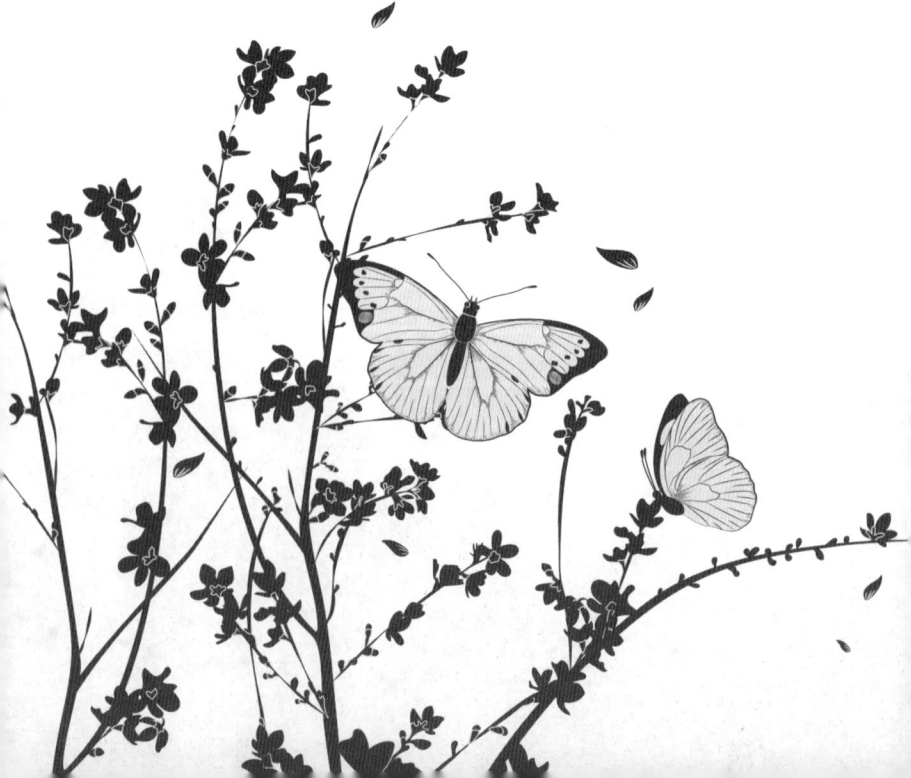

7

CUESTIONES PRÁCTICAS

¿CON GUÍA O SIN GUÍA?

Los baños de bosque guiados son una estupenda manera de experimentar plenamente esta práctica y entender bien cómo hacerla. Los guías acreditados por la ANFT han completado un riguroso curso de formación de seis meses. Conocen íntimamente la práctica tal como se describe en este libro, además de muchos otros aspectos y detalles que no se han incluido en él. Los guías aportan sus conocimientos y su experiencia a la hora de ofrecer invitaciones, formar los círculos de la palabra, crear umbrales, organizar ceremonias del té y muchas actividades más.

Ocurre un poco como en el yoga. Cualquiera puede estirarse, y hay cantidad de libros y vídeos que explican las *asanas* o posturas y cómo pasar de cada una de ellas a la siguiente. Pero si de verdad quieres hacerlo con destreza y obtener de la práctica el máximo beneficio, trabajarás con un profesor o profesora cualificado. Lo mismo se puede decir de los baños de bosque. Si es posible, deja que un guía te inicie en la práctica. E incluso una vez que tengas cierta experiencia, te beneficiará dejarte acompañar ocasionalmente. Soy guía, y he descubierto que es estimulante y esencial a veces que otros me dirijan.

Desde la perspectiva del guía, el bosque es el terapeuta y el papel del profesional es abrir las puertas de los sentidos. Los guías te hacen aminorar el paso y te ayudan a estar presente. Es probable que tengan abundantes conocimientos de ciencias naturales, pero no consideran importante enseñarte hechos y datos, para evitar que apartes la atención de los sentidos y la pongas de nuevo en el discurso del pensamiento. Quien se ha formado como guía no intentará hacer terapia contigo. No hará diagnósticos ni te propondrá planes de tratamiento ni métodos terapéuticos. No te impondrá ninguna creencia espiritual; eso, dejará que sea el bosque quien te lo ofrezca o, más exactamente, que seas tú quien lo descubra cuando, al sintonizar con tus sentidos de una forma nueva, experimentes la interfaz entre tú y el bosque.

Un excelente modo de encontrar un guía es consultar el Mapa Mundial de Localización de Guías en la página web de la ANFT, en www.natureandforesttherapy.org. Si no hay ninguno en tu zona, tal vez te podrías plantear hacerte guía. La página ofrece también información sobre los programas de formación y los certificados de la ANFT. Si te interesa, encontrarás más detalles al final del libro.

> *Desde la perspectiva del guía,* **el bosque es el terapeuta** *y el papel del guía es abrir las puertas de los sentidos.*

CÓMO ENCONTRAR LOS MEJORES SITIOS PARA DARTE UN BAÑO DE BOSQUE

Cuando viajo, siempre intento encontrar algún lugar para darme un baño de bosque. Tú también puedes hacerlo. Cada lugar y experiencia de baño de bosque hace que cristalicen las demás. Cada bosque habla con su propia voz, y, juntos, los bosques del mundo nos invitan a bañarnos en su bella sinfonía de experiencia sensorial y sensual.

Los lugares apropiados no siempre coinciden con las ideas típicas sobre lo que constituye un sendero natural. Una vez tuve una experiencia de «baño de bosque» muy grata en el aparcamiento de un centro comercial, donde interactué con un arbolito que crecía en la isla de separación entre una zona de aparcamiento y otra. Está claro que los bosques son lo ideal, pero puedes arreglártelas con lo que haya en el sitio donde vives. No hace falta estar en un bosque para darse un baño de bosque.

En los bosques, hay algunos requisitos que debe cumplir un camino o sendero, y hablaremos de ellos más adelante. Igual encuentras una sección del sendero magnífica que se ajusta a la mayoría de esos criterios, aunque el resto del sendero no los cumpla. Si la sección apropiada está cerca de un sitio donde puedas aparcar, tanto mejor. Pero a veces quizá tengas que andar un kilómetro o más para llegar al lugar idóneo donde darte el baño. O puede que tengas en casa un pequeño jardín donde bañarte en compañía de las plantas a las que mimas, de tu gato o tu perro y los pájaros que acudan de visita. La regla principal es encontrar un sitio donde sientas con claridad e intensidad la presencia sanadora de la naturaleza.

Un sendero fácil

Lo más idóneo es que el sendero sea casi llano. Las cuestas o pendientes pronunciadas pueden implicar que el terreno sea poco seguro y corramos el riesgo de lesionarnos, o que el esfuerzo físico que exigen sea excesivo para los participantes de edad avanzada o aquellos que tengan una discapacidad. El suelo debería estar razonablemente en buenas condiciones y libre de obstáculos que pudieran hacernos tropezar. Por supuesto, si vas a darte un baño de bosque tú solo, puedes elegir los senderos que se adecuen a tu grado de confianza y tus capacidades.

Sitios donde sentarnos a observar en silencio

Debería haber más de un lugar a lo largo del sendero donde puedas sentarte a descansar relativamente solo. Animo a los diseñadores de senderos a que coloquen los bancos teniendo esto en cuenta. Deberían estar a cierta distancia del sendero principal y mirando en dirección opuesta a él, tal vez parcialmente ocultos por el follaje para crear una atmósfera de recogimiento.

Plantas autóctonas

En entornos silvestres como los parques o reservas naturales, predominan las plantas autóctonas. Si te bañas de bosque en un entorno creado por el ser humano, como un jardín botánico, unos jardines comunitarios o un espacio similar, es agradable que haya al menos alguna que otra planta autóctona incluida en la diversidad.

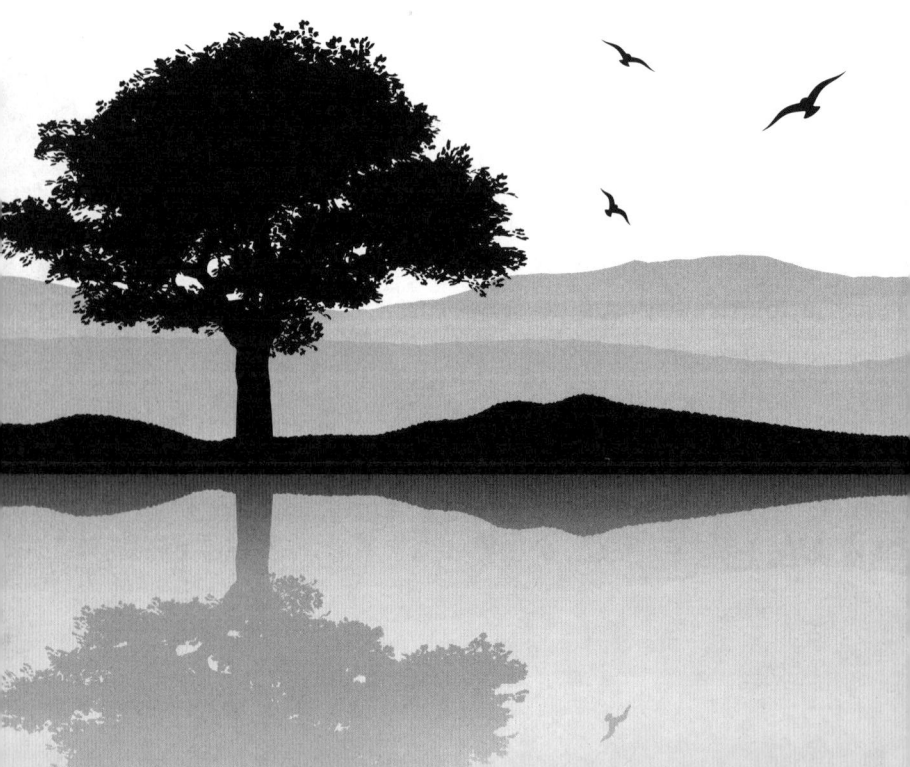

Acceso a cursos de agua naturales

Lo ideal es que en el paseo haya al menos un lugar desde donde sea posible acercarse al agua e interactuar con ella fácilmente y sin correr ningún riesgo. Es preferible un arroyo que discurra libremente todo el año y tenga una orilla accesible.

Variedades del terreno

Una buena parte del sendero debería estar cubierto por un dosel de follaje, mezcla a poder ser de árboles de hoja perenne y de hoja caduca, y tener un sotobosque sano y variado de las especies apropiadas. Poder acceder a una pradera, donde las copas de los árboles no nos impidan ver el cielo, es también de agradecer.

Sonidos naturales

El paisaje sonoro es también importante, pues constituye una parte sustancial de la experiencia de *bosqueterapia*. El paisaje sonoro ideal consta exclusivamente de sonidos naturales, como el murmullo de los arroyos y del viento en los árboles, el reclamo de las aves, etcétera.

Biodiversidad

Una población abundante, equilibrada y diversa de aves, mamíferos, habitantes acuáticos e insectos enriquece la experiencia del baño de bosque. Es preferible, por supuesto, que la zona no esté tratada con herbicidas, pesticidas y venenos, o que el uso de estos haya sido mínimo.

QUÉ LLEVAR

No te hace falta demasiada indumentaria para darte un baño de bosque, y no tiene por qué ser un equipo costoso y sofisticado a menos que las condiciones meteorológicas lo exijan. Eso sí, lleva una pequeña mochila. Esta es una lista de cosas que quizá puedan serte útiles:

- Este libro.
- Refrigerios y agua u otra bebida.
- Algo más de ropa, en función de las predicciones meteorológicas.
- Si tienes pensado andar por el agua o caminar descalzo, chancletas.
- Para andar por un arroyo o por suelo resbaladizo, un bastón de montaña o de senderismo.
- Para sentarte, una almohadilla de espuma o un taburete de camping plegable y ligero.
- Un pequeño botiquín para heridas y lesiones leves.
- Crema de protección solar.
- Repelente de insectos.

Para la ceremonia del té:

- Un termo de agua caliente o un hornillo portátil para calentar el agua que llevas.
- Una taza por persona, más una para el bosque.
- Un trapo sobre el que disponer las tazas de té.
- Hierbas aromáticas y medicinales para infusión o las que hayas recogido por el camino sabiendo bien lo que es cada una.
- Refrigerios.

Dependiendo de en qué te guste emplear el tiempo, puedes plantearte también llevar:

- Una lupa.
- Una cámara de fotos (o un teléfono móvil para usar solo de cámara).
- Material de escritura.
- Material de creación artística.
- Un recipiente donde guardar uno o dos objetos que encuentres por el camino, por ejemplo una pluma o alguna piedrecita que te llame la atención.
- Una esterilla para hacer yoga en el bosque.
- Instrumentos musicales.

No es una lista cerrada. Piensa en lo que necesitas, o no, según tus circunstancias e intereses.

UNA EXPERIENCIA DE BAÑO DE BOSQUE SIN CORRER RIESGOS

Afortunadamente, es bastante raro que alguien se lesione en un paseo de baño de bosque. Los bañistas nos movemos con lentitud mientras prestamos atención al entorno, y el cuerpo entero está en sintonía con el bosque que nos rodea. Gracias a ello es mucho más probable que nos demos cuenta, por ejemplo, de que eso que hay en el sendero y que parece un palo es en realidad una serpiente de cascabel tomando el sol. Entonces podemos pararnos y observarla tranquilamente y saludarla, quizá expresándole nuestros mejores deseos o cantándole una canción, y luego esperar a que se vaya o rodearla con precaución a distancia suficiente.

Asegúrate de que alguien sabe dónde estás

Es una costumbre habitual cuando hacemos una excursión decirle a alguien a dónde vamos y cuándo tenemos pensado volver. Decidid juntos qué medidas tomar si no has regresado a la hora prevista.

Mapas y silbatos

Si no conoces la zona, conviene que lleves un mapa. Muchos parques naturales ofrecen a los caminantes un mapa sencillo de los senderos. Probablemente tu teléfono móvil tenga una estupenda función de mapas, siempre que dispongas de cobertura. También puedes llevar un silbato potente; tres pitidos cortos son la señal universal utilizada para pedir auxilio. Repítelos más o menos cada minuto, sin moverte de donde estás para que quien los oiga pueda localizarte rápidamente.

> *Puedes llevar un silbato potente;* **tres pitidos cortos** *son la señal universal utilizada para pedir auxilio.*

La meteorología

Todos aquellos que acostumbran a realizar actividades al aire libre saben lo importante que es estar al tanto de las predicciones meteorológicas. El calor y el frío presentan cada cual sus dificultades, lo mismo que la humedad y la sequedad. Si el viento sopla con fuerza, no dudo en posponer el baño de bosque y dejarlo para otro día en que las probabilidades de que una rama se rompa y me caiga encima sean menores. En días lluviosos, los senderos pueden presentar mayor riesgo. Ahora bien, he de decir que algunos de los paseos en los que más he disfrutado han sido en días de lluvia. Los colores, las vistas, los sonidos y los olores adquieren una saturación que facilita y enriquece la experiencia de inmersión sensorial. Si llevas la ropa adecuada, puedes estar cómodo sin pasar frío ni mojarte. En condiciones meteorológicas más extremas, a menos que vayas muy bien equipado y tengas experiencia, probablemente es mejor que vayas con un guía. Muchos guías llevan de excursión a los grupos cuando nieva y los resultados son fantásticos.

> *Algunos de los paseos en los que más he disfrutado han sido en **días de lluvia**. Los colores, las vistas, los sonidos y los olores adquieren una saturación que facilita y **enriquece la experiencia de inmersión sensorial**.*

Bichos y plantas

Los peligros típicos que podemos encontrar por el camino son plantas venenosas, insectos como las avispas que podrían tener un avispero en la zona, serpientes venenosas y, por supuesto, mamíferos depredadores a los que muchos temen pero pocos han visto. La lista varía dependiendo de tu ubicación. Por favor, infórmate de los animales y plantas potencialmente dañinos que vivan en tu región.

Donde yo vivo, en las Montañas de Sonoma, a veces encuentro rastros de pumas. Suelo recorrer largas distancias por la montaña y normalmente voy solo. Al principio, me inquietaba bastante la presencia de los pumas, a los que nunca había visto pero que sabía que rondaban por allí. Un día un rastreador experto me preguntó: «¿Cuántas agresiones de puma ha habido por esta zona?». La respuesta era «ninguna». Fue una dosis de realismo muy útil, y desde entonces me he sentido más seguro cuando me he aventurado por la montaña.

Las enfermedades que transmiten las garrapatas, entre ellas la enfermedad de Lyme, pueden ser un peligro. Toma precauciones, como meterte la camisa por dentro del pantalón y el pantalón por dentro de los calcetines o las medias de monte. Se dice que los repelentes de insectos que contienen piretrinas matan a las garrapatas por contacto. Hay productos que puedes usar para impregnar de piretrinas los zapatos y los bajos de los pantalones. Por evidentes razones de coherencia ecológica, hay quienes prefieren no utilizar piretrinas y prefieren alternativas como los aceites esenciales.

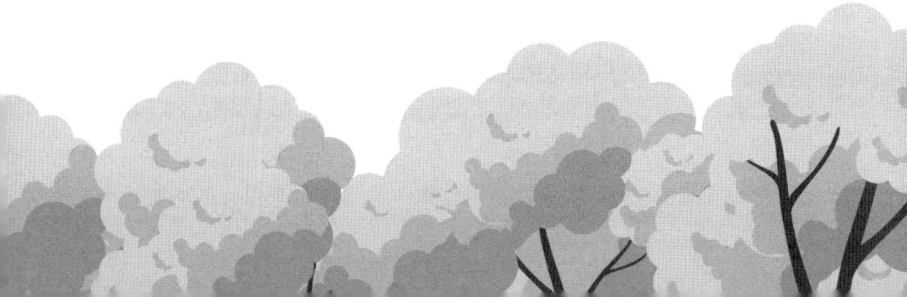

Si sueles bañarte de bosque en una zona infectada de garrapatas, acostúmbrate a darte una ducha en cuanto llegues a casa y pon a lavar la ropa que llevabas. Luego, para asegurarte de que no tienes ninguna garrapata, examina a fondo en la parte de la nuca la línea de nacimiento del cabello, las axilas y la zona de las ingles, los sitios que más les gustan a estos pequeños bichos. Aprende a reconocer las garrapatas, y también las diminutas ninfas, que pueden ser de tamaño casi tan minúsculo como el punto final de esta frase.

Senderos en mal estado

Otros peligros pueden derivarse de la falta de atención combinada con errores de trazado de los senderos o su mal estado de conservación. Una pendiente que con tiempo seco no reviste mayores consecuencias puede ser resbaladiza y peligrosa cuando llueve. Busca un camino alternativo; la mayoría de los parajes tienen numerosos senderos.

La gente

Lamentablemente, otro peligro potencial son nuestros congéneres, los seres humanos. Es muy poco frecuente, pero alguna vez leemos la noticia de un senderista al que han agredido unos delincuentes con los que se encontró por el sendero o al salir de él. Sería una ingenuidad pensar que por alguna razón misteriosa nosotros somos inmunes a un encuentro de este tipo. Hay varias precauciones sencillas y de sentido común que podemos tomar para reducir el riesgo de que nos agredan o nos roben. Si un determinado parque o sendero no te ofrece demasiada seguridad, deberías plantearte invitar a un amigo a que te acompañe o ir en grupo.

Confía en tu intuición. Si te asalta una sensación de alarma o de peligro, préstale toda tu atención. Si te ves titubear, deja de hacerlo, para que la conciencia tenga tiempo de procesar la intuición que tienes; de este modo, el «saber» de la intuición puede transformarse en una comprensión y saber conscientes. Quizá recuerdes que había algo raro en aquel hombre que estaba al lado del mapa al comienzo del sendero, el coche destartalado que advertiste al fondo del aparcamiento o la botella de cerveza rota que viste sin darte cuenta mientras conducías, todo ello recogido en la red de la percepción subconsciente. Intuitivamente, reconoces un patrón que es importante. La voz interior de la intuición siempre quiere lo mejor para ti. Hazle caso.

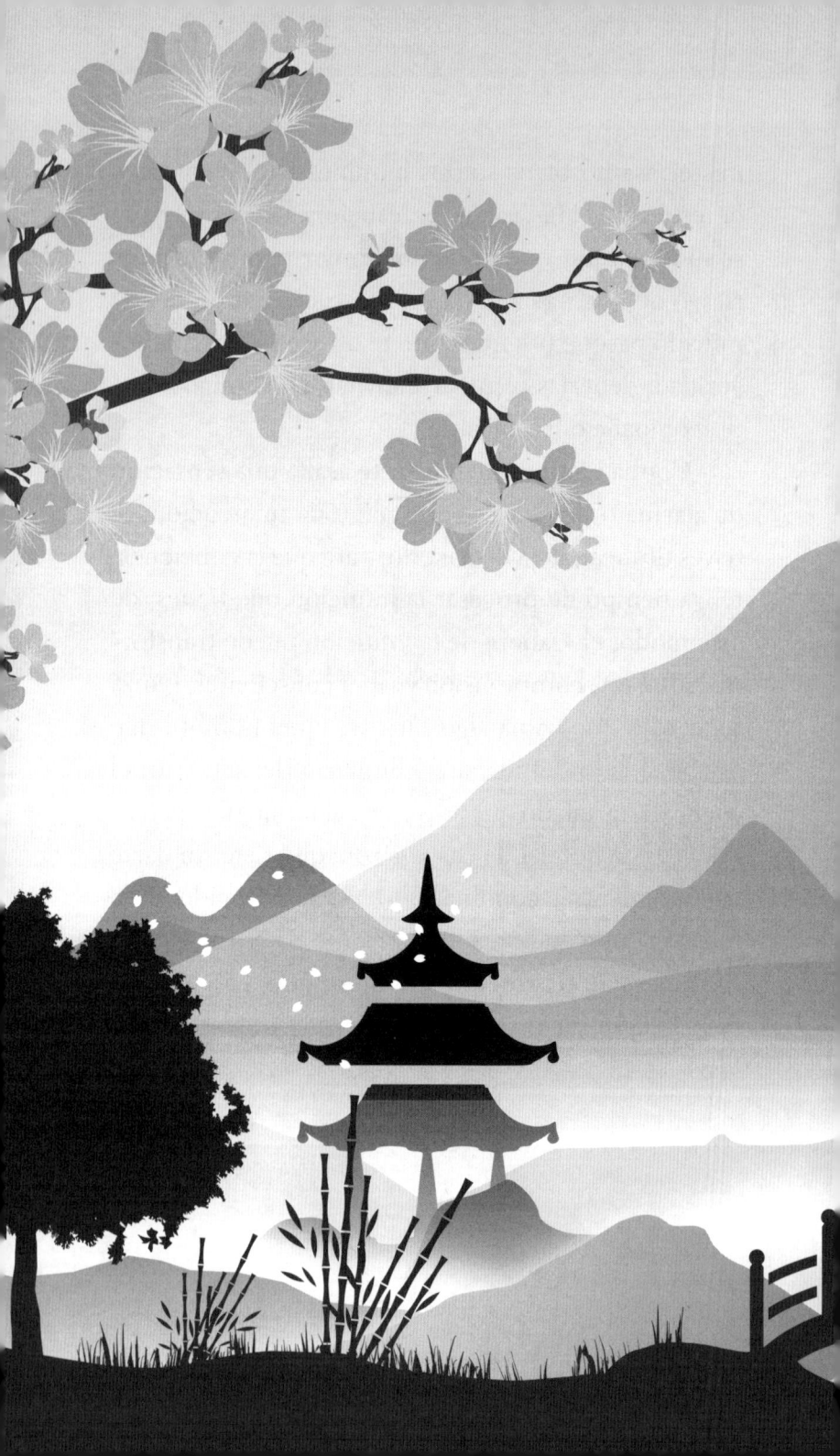

8

LOS BAÑOS DE BOSQUE EN JAPÓN

Darse un baño de bosque en Japón es asombrosamente parecido a lo que he descrito en este libro. Tiene también algunas particularidades, como estoy convencido de que ocurrirá en cualquier otro país donde los entusiastas han dado su sello personal a los baños de bosque. Voy a mencionar algunos de los aspectos de los baños de bosque japoneses que considero más curiosos.

LOS GUÍAS

Los guías que he conocido en Japón son todos profesionales muy preparados. Los cursos típicos de formación de guías duran alrededor de un año. La estructura del programa de formación japonés, como el de la ANFT, combina períodos intensivos de formación de campo con un trabajo práctico, que incluye un currículo supervisado cuyo objetivo es afianzar las habilidades y conocimientos del aprendiz de guía. Todos deben tener una titulación en primeros auxilios de nivel igual al que se exige a los guías acreditados por la ANFT.

«ESCAPADAS» DE FIN DE SEMANA

Los japoneses han creado una serie de senderos designados para los baños de bosque y de centros expresamente dedicados a la terapia forestal. Están situados en zonas rurales próximas a alguna localidad donde haya hoteles y otras facilidades. A todas ellas se puede llegar en tren. Muchos japoneses incluyen los baños forestales en los breves viajes de fin de semana. Salen de las ciudades y se van a las montañas para relajarse y recuperar la energía y el equilibrio. Algunas empresas japonesas subvencionan estas escapadas como estrategia para cuidar del bienestar de sus empleados. Las enfermedades derivadas del trabajo excesivo y el estrés son un fenómeno sobradamente reconocido en Japón. La palabra japonesa *karoshi* significa muerte por exceso de trabajo, y precisamente la práctica de *shinrin-yoku* forma parte sustancial de la respuesta que ha dado la nación entera a esta preocupación. Muchos de los más de ciento cuarenta mil visitantes anuales que recibe el Bosque Medicinal de Akazawa acuden a él con el propósito de hacer *shinrin-yoku*.

> La palabra japonesa **karoshi** significa muerte por exceso de trabajo, y precisamente la práctica de **shinrin-yoku** forma parte sustancial de la respuesta que ha dado la nación entera a esta preocupación.

INFRAESTRUCTURA

Los senderos por los que caminé en Japón estaban extraordinariamente bien diseñados y conservados. Muchos se habían trazado expresamente para los baños de bosque. Por ejemplo, uno de los senderos del área de Okutama empieza con una serie de curvas suaves que ascienden durante un trecho. Al llegar arriba, hay bancos construidos expresamente para contemplar las estrellas. A aquellos que están en silla de ruedas o tienen algún tipo de impedimento, un ascensor los sube por un sistema de railes hasta el lugar donde termina la cuesta y el sendero empieza a ser llano. A lo largo del tramo en que el sendero asciende se han construido plataformas a los lados para que los bañistas puedan sentarse a contemplar el bosque aproximadamente desde la mitad de la altura que tienen los árboles.

En este sendero, caminamos solo en una dirección y hay un transbordador esperando al terminar. El sendero parte de un pequeño edificio muy bonito donde los guías nos dan la bienvenida y nos ayudan a medirnos la tensión arterial y la amilasa salival. Anotamos los resultados y los guardamos para compararlos con las lecturas finales. Después de subir por el sendero alrededor de un kilómetro, se llega a otro pequeño edificio muy acogedor en el que hay una sala, una especie de anfiteatro, donde uno puede sentarse a mirar por las enormes ventanas. Tiene una estufa de leña, una pequeña cocina y cuartos de baño; un lugar delicioso.

Si seguimos andando por el sendero, pasamos muchos bancos y en cierto momento llegamos a una serie de grandes plataformas de madera. Un instructor de yoga sale a mi encuentro y me va guiando a través de una serie de posturas suaves. Un poco más adelante, llego a otro edificio de madera. Aquí me tomo de nuevo la tensión arterial y me mido el nivel de amilasa salival y comparo los resultados con los de las primeras mediciones.

EL SISTEMA SANITARIO

En Japón, los guías de *bosqueterapia* están intentando integrar esta práctica en los sistemas médicos, pero aún no lo han conseguido. No obstante, el *shinrin-yoku* se puede definir acertadamente como parte del sistema sanitario japonés. Es una opción que goza cada día de mayor credibilidad y prestigio en el ámbito de la salud y el bienestar personales. Junto con el ejercicio, una buena alimentación, las redes sociales de apoyo y otros elementos similares, el *shinrin-yoku* empieza a arraigar en muchos japoneses como parte de un estilo de vida saludable. Los baños de bosque gozan de importante reconocimiento como estrategia eficaz estrategia para la prevención de la enfermedad.

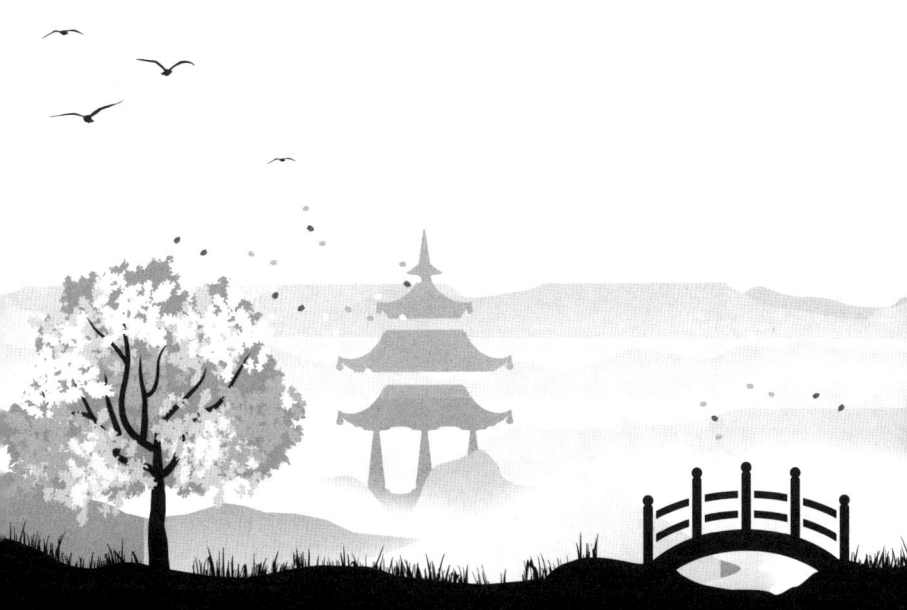

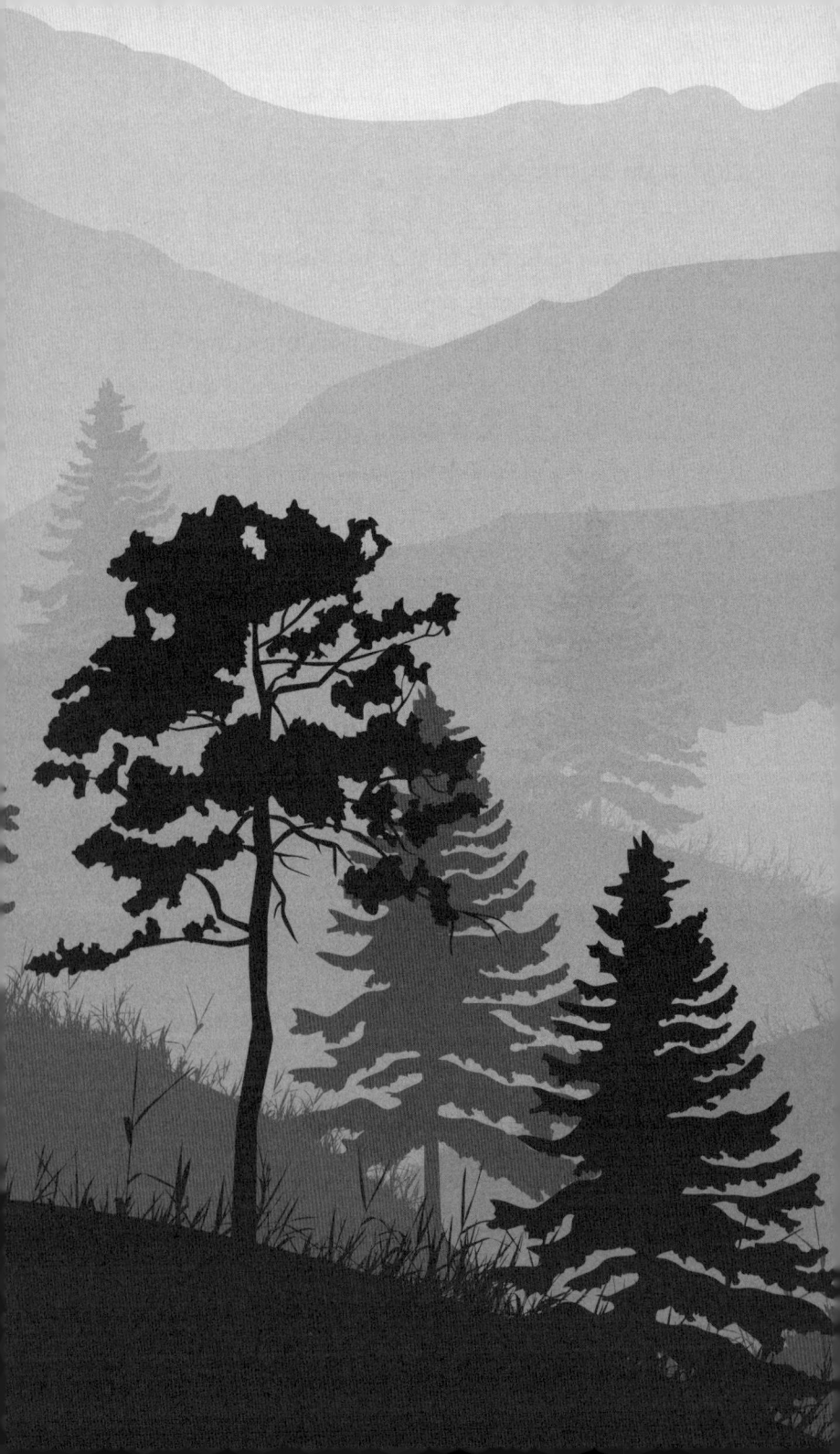

Conclusión:
UN DESPERTAR CONJUNTO

Luego ¿qué debemos entender de todo esto? Concretamente, ¿cuál es la razón de que los baños de bosque estén ganando popularidad en estos tiempos? Vemos que empiezan a practicarse en muchos países, de muchas formas. Esto es una señal de lo que llamo un «sueño de la tierra». Misteriosamente, la tierra está soñando y con su sueño está haciendo realidad este trabajo, lo está propagando como se propagan las semillas del diente de león. Muchas de esas semillas han empezado a echar raíces. ¿Cuál es su propósito al llamarnos de vuelta a los bosques?

Hay escritos teológicos que versan sobre la frase *la corona de la creación*, que alude a la idea de que los seres humanos estamos hechos a imagen de Dios y, en toda la creación, solo nosotros tenemos ciertas características de Dios. La sensibilidad es una de ellas. Desde esta perspectiva, ningún otro elemento de la creación tiene la facultad de sentir, percibir o experimentar de un modo subjetivo; ninguno tiene conciencia. Siendo así, se nos da potestad sobre la tierra y toda la creación. Esencialmente, ese dominio se traduce en el deber de someter a la totalidad del mundo que se extiende más allá de lo humano y establecer en él un orden que refleje la gloria y voluntad de Dios.

El plan no se está llevando a cabo con demasiado acierto; nada está saliendo según lo planeado. El dominio se convierte en *dominación*, un rasgo de la energía masculina herida que es la antítesis de la necesidad de *asociación* que caracteriza a la energía femenina curativa. La dominación genera invariablemente una ruptura de las relaciones, y perpetuos ciclos de

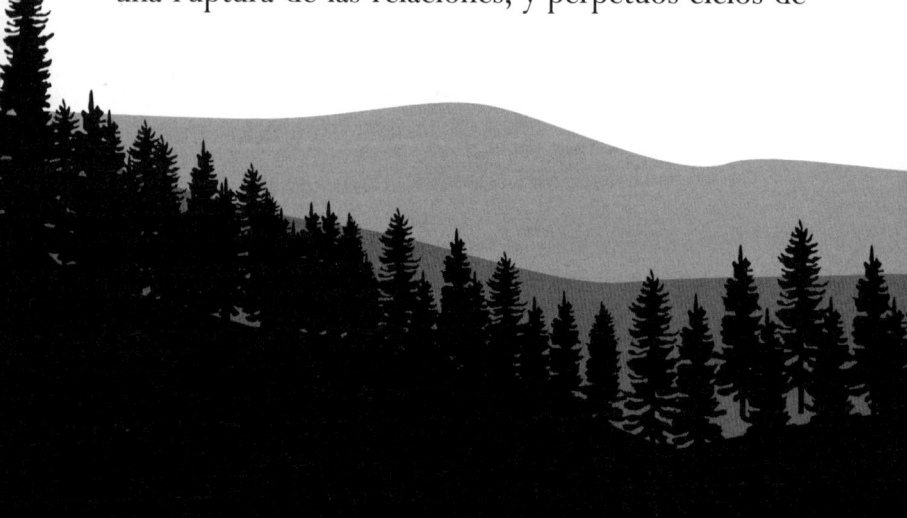

estragos y dolor. Ha llegado la hora de abandonar esa inclinación dominadora a subyugarnos y explotarnos unos a otros y subyugar y explotar la tierra. Debemos aprender a ser bailarines, no dominadores, o con toda seguridad sabremos lo que es perecer. Los bosques nos brindan ahora su ayuda para emprender este viaje ineludible de aprendizaje.

¿Y si ese rol «especial» que se nos ha asignado como humanos fuera el dominio en un sentido distinto: el de comprender cuál es el alcance o la competencia del papel que ha de desempeñar nuestra especie dentro de la gran familia de seres? Los árboles han ido sembrando en mí esta pregunta: ¿y si estar hechos a la «imagen de Dios» significa que tenemos la capacidad —y la responsabilidad— de cultivar la conciencia de otros seres, de ayudarlos a despertar? Quizá la tierra nos esté pidiendo que hagamos sonar el toque de diana, que seamos agentes del despertar y hagamos

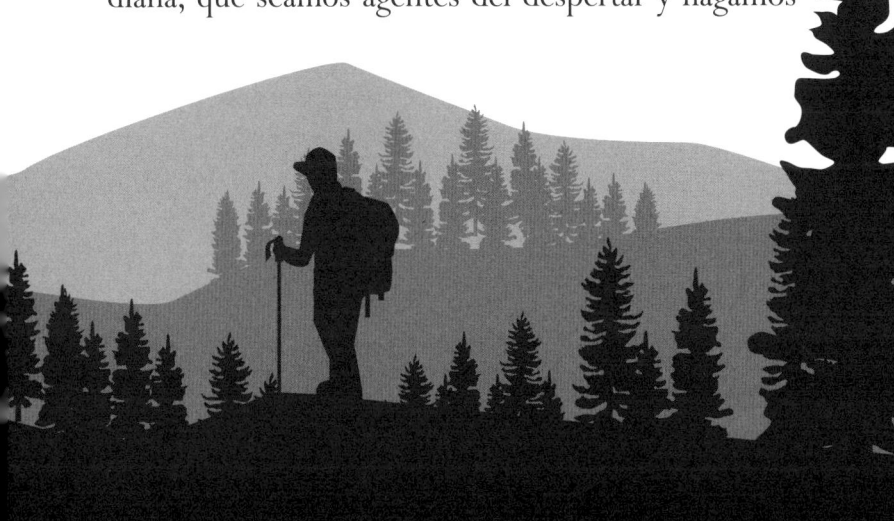

aflorar todo el potencial consciente de la creación para que también este pueda cumplir su cometido. Los bañistas de bosque lo hacemos cuando cultivamos relaciones de conexión, generosas, sensoriales y comunicativas con los árboles y los arroyos, las piedras y el cielo y todos los incontables seres.

Pero incluso esta idea se queda corta. Pues en última instancia, no somos nosotros quienes inspiramos a los árboles a despertar. Nos inspiramos a despertar mutuamente. Es más que reciprocidad: es ser esencialmente uno. Ahora bien, si nuestra especie fracasa, si nos extinguimos, los bosques llorarán por ello pero continuarán, y al cabo de mucho tiempo otra especie será llamada a ocupar nuestro lugar.

Ojalá superemos nuestra sagacidad y descubramos nuestra sabiduría. Los árboles nos ofrecen un puente para llegar a ella; su escucha no nos despierta ideas de codicia y explotación, sino de belleza y filiación familiar. A mí, los baños de bosque me llevan a la certeza cada día más profunda y más clara de mi íntimo *inter-ser* con el bosque, con todos los seres, y con la familia que forman todos los habitantes del mundo que se extiende más allá de lo humano. Ojalá sea así para ti también.

Montaña Sonoma,
diciembre del 2017

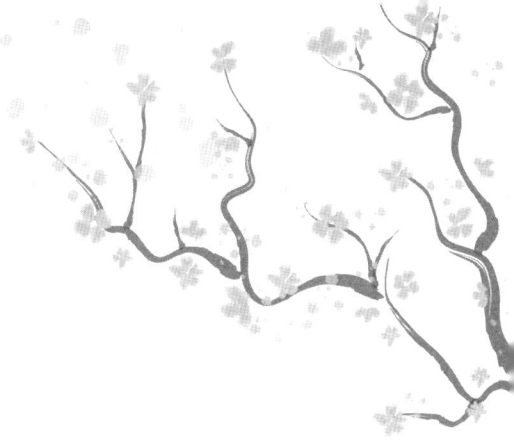

NOTAS

1. Henry David Thoreau. «Caminar» [«Walking»]. *Atlantic Magazine*, junio 1862: https://www.theatlantic.com/magazine/archive/1862/06/walking/304674/.
2. Ming Kuo. «How Might Contact with Nature Promote Human Health? Promising Mechanisms and a Possible Central Pathway» [¿Cómo contribuye a la salud del ser humano el contacto con la naturaleza? Prometedores mecanismos bioquímicos y una vía fundamental de interacción]. *Frontiers in Psychology* 6, agosto 2015.
3. Margaret M. Hanson, Reo Jones y Kirsten Tocchini. «Shinrin-Yoku (Forest Bathing) and nature therapy: a state-of-the-art review» [El *shinrin-yoku* (baño de bosque) y la ecoterapia: una perspectiva innovadora»]. *International Journal of Environmental Research and Public Health* 14, 2017, p. 851.
4. M. Kat Anderson. *Tending the Wild: Native American Knowledge and the Management of California's Natural Resources* [Cuidar de

lo salvaje: el saber de los nativos americanos y la gestión de los recursos naturales de California]. Berkeley: University of California Press, 2005.
5. Shunryu Suzuki. *Mente Zen, Mente de principiante*. Madrid: Gaia Ediciones, 2014.
6. Larry Dossey. *Tiempo, espacio y medicina*. Barcelona: Editorial Kairós, 1986.

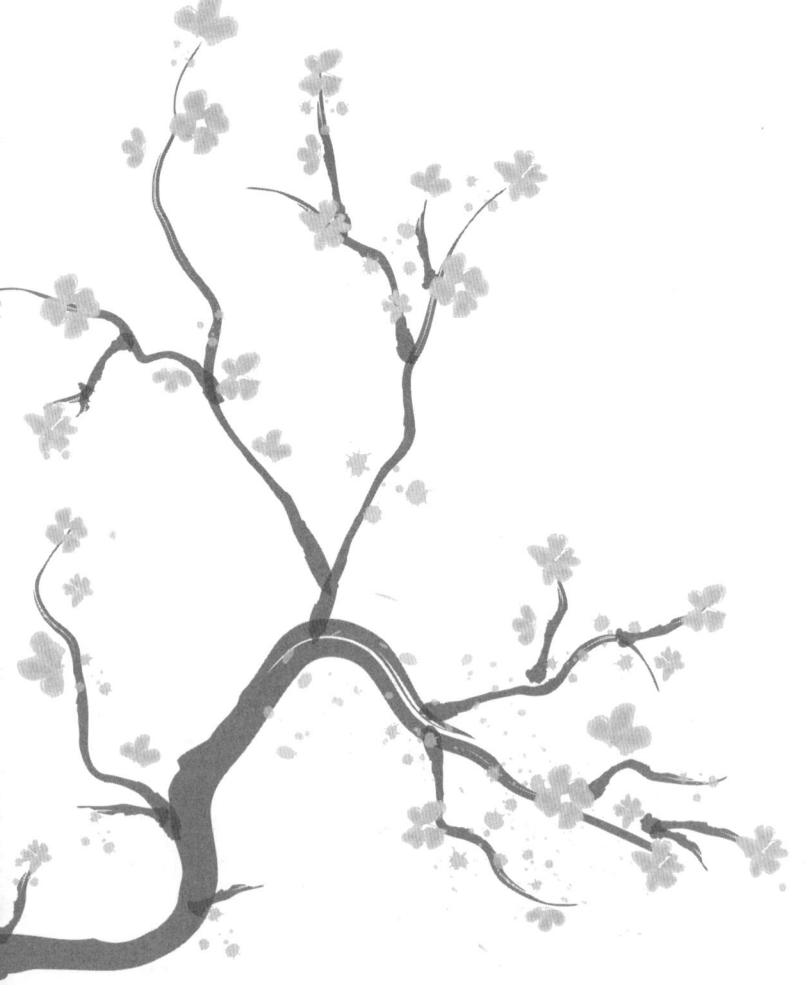

SUGERENCIAS

LECTURAS RECOMENDADAS

Ackerman, Diane. *Una historia natural de los sentidos*. Barcelona: Editorial Anagrama, 1992/ Barcelona: Editorial Quinteto, 2009.
Una celebración de los sentidos.

Beresford-Kroeger, Diana. *The Global Forest* [El bosque global]. NuevaYork: Viking, 2010.
Un canto de amor a los bosques.

Berry, Thomas. *The Great Work: Our Way into the Future* [La gran obra, que nos abrirá la puerta al futuro]. Nueva York: Bell Tower, 1999.
La razón de ser de nuestro trabajo.

Buhner, Stephen Harrod. *Plant Intelligence and the Imaginal Realm: Beyond the Doors of Perception into the Dreaming Earth* [La inteligencia de las plantas y el reino imaginal: entrar por las puertas de la percepción en el sueño de la Tierra]. Rochester, Vermont: Bear and Company, 2014.

Uno de los principales practicantes y filósofos de fitoterapia relata su experiencia y descubrimientos sobre la comunicación con las plantas.

Hall, Matthew. *Plants as Persons: A Philosophical Botany* [Las plantas como personas: una botánica filosófica]. Albany, Nueva York: SUNY Press, 2011.

Una exploración de cómo, cuándo y por qué perdió de vista la humanidad que los árboles y el resto del mundo vegetal son seres sensibles.

Louv, Richard. *Volver a la naturaleza: El valor del mundo natural para recuperar la salud individual y comunitaria*. Barcelona: RBA Libros S.A., 2015.

Un inventario completo de los medios que la ciencia ofrece a quienes practican la ecoterapia para que nos ayuden a recuperar las riendas de nuestro bienestar que un día cedimos a la medicina industrial.

Trotta, T. Michael. *Sit Spot and the Art of Inner Tracking: A 30-Day Challenge to Develop Your Relationship to Self, Others, Earth, and the Wisdom of the Ancients* [El arte de sentarse a observar en silencio tu entorno y el mundo interior: Una aventura de 30 días para fortalecer la relación contigo mismo, con los demás, con la Tierra y con el saber de nuestros antepasados]. [n.p.]: CreateSpace Independent Publishing Platform, 2014.

Un programa de treinta días para aquellos que quieran cultivar una conexión profunda con la naturaleza sentados en silencio observándola.

Williams, Florence. *La dosis natural: por qué la naturaleza nos hace más felices, más sanos y más creativos*. Buenos Aires: Paidós, 2018.

Florence Williams presentó el *shinrin-yoku* al mundo occidental en un artículo de *Outside Magazine*. Ahora, con esta magnífica compilación de trabajos científicos de vanguardia quiere que entendamos la importancia de integrar la naturaleza en nuestra forma de vivir.

Wohllenben, Peter. *La vida secreta de los árboles: Descubre su mundo oculto: qué sienten, qué comunican*. Barcelona: Ediciones Obelisco, 2017.

Basándose en la ciencia, esta obra revela la complejidad y sensibilidad de los árboles, y la importancia de conservar los ecosistemas forestales intactos.

Young, Jon. *What the Robin Knows: How Birds Reveal the Secrets of the Natural World* [Lo que sabe el petirrojo: los secretos del mundo natural que revelan las aves]. Boston: Houghton Mifflin Harcourt, 2013.

PELÍCULAS RECOMENDADAS

Miyazaki, Hayao. *Mi vecino Totoro*. Tokyo: Studio Ghibli, 1988.

——. *La princesa Mononoke*. Tokyo: Studio Ghibli, 1997.

——. *El viaje de Chihiro*. Tokyo: Studio Ghibli, 2001.

Películas de animación dirigidas al niño que hay en nosotros, y que exploran las ecologías espirituales secretas de los bosques y su conexión con los humanos.

SOBRE LA ASOCIACIÓN DE GUÍAS Y PROGRAMAS DE ECOTERAPIA Y TERAPIA FORESTAL (ANFT)

La ANFT, fundada por el autor en 2012, es una asociación de cientos de guías, formados en decenas de países de todos los continentes, que cuentan con el apoyo de un equipo de instructores y asesores cualificados. Nuestra misión es ayudar a la gente a establecer una relación íntima y profunda con la naturaleza a través de las experiencias y la comunicación sensoriales y sensuales. Estamos convencidos de que la conexión con la naturaleza y la reparación cultural son inseparables. Nuestros programas de *bosqueterapia* se proponen crear una cultura de grupos de bañistas de bosque en los que cada participante cuente con el sólido apoyo de los demás para asimilar sus experiencias, a menudo intensas, y aprender.

Confiamos en que cada día seáis más los que incorporéis los baños de bosque a vuestro plan para fomentar el bienestar y prevenir las enfermedades. Para facilitarlo, ponemos a vuestra disposición una red global de guías de terapia forestal acreditados.

La ANFT es uno de los miles de proyectos que la tierra ha soñado y plasmado en oportunidades concretas para que nuestra especie humana crezca en sabiduría.

Encontrarás más información en:

www.natureandforesttherapy.org.

SOBRE EL AUTOR

M. AMOS CLIFFORD es el fundador de la Asociación de Guías y Programas de Ecoterapia y Terapia Forestal (ANFT, por sus siglas en inglés), una organización que lidera el movimiento para integrar la naturaleza y las terapias de bosque en el cuidado de la salud, la educación y los sistemas de gestión forestal.

Ha estudiado filosofía budista durante más de veinte años y es el fundador del *Sky Creek Dharma Center* en Chico, California.

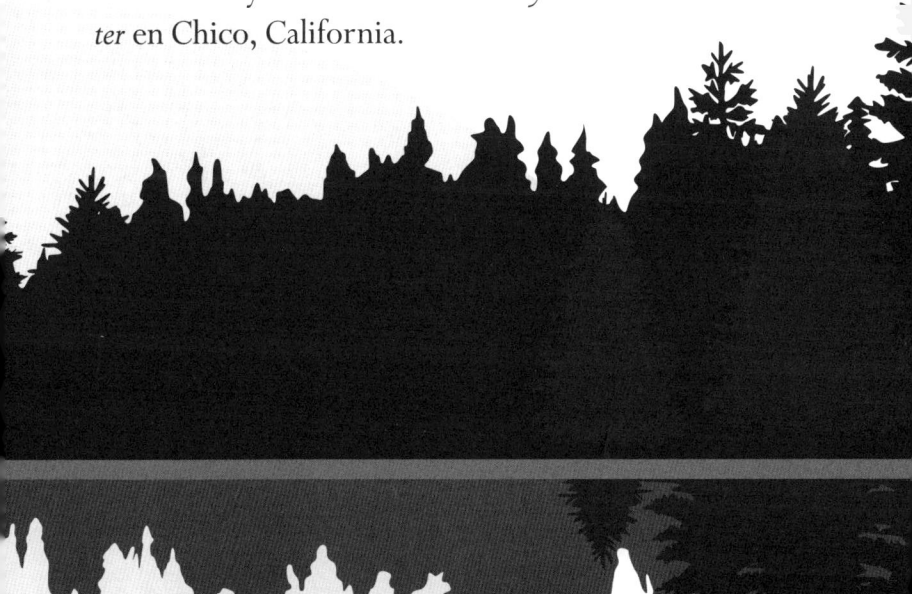